女性生育力保护
指导手册

顾　问　张世琨　黄荷凤

主　编　李　瑛　刘嘉茵

副主编　孙志明　柏建岭

编委（以姓氏笔画为序）

丁　卫　马　翔　方爱华　巴　磊　朱向珺　庄咏梅　刘嘉茵

羊海涛　孙志明　李　瑛　杨月华　吴　洁　张　园　张　敏

张学宁　陈　颖　周　健　柏建岭　侯　振　姚　捷　钱　易

徐嗣亮　黄　洁　曹金翔　鲁　南　裴开颜

秘　书　张学宁

人民卫生出版社
·北　京·

图书在版编目（CIP）数据

女性生育力保护指导手册 / 李瑛，刘嘉茵主编.
北京 ： 人民卫生出版社，2024. 10. -- ISBN 978-7-117-37051-6

Ⅰ. R169. 1-62

中国国家版本馆 CIP 数据核字第 2024HB0122 号

人卫智网	www.ipmph.com	医学教育、学术、考试、健康，购书智慧智能综合服务平台
人卫官网	www.pmph.com	人卫官方资讯发布平台

女性生育力保护指导手册
Nüxing Shengyuli Baohu Zhidao Shouce

主　　编：李　瑛　刘嘉茵
出版发行：人民卫生出版社（中继线 010-59780011）
地　　址：北京市朝阳区潘家园南里 19 号
邮　　编：100021
E - mail：pmph @ pmph.com
购书热线：010-59787592　010-59787584　010-65264830
印　　刷：北京顶佳世纪印刷有限公司
经　　销：新华书店
开　　本：710×1000　1/16　　印张：13
字　　数：220 千字
版　　次：2024 年 10 月第 1 版
印　　次：2024 年 12 月第 1 次印刷
标准书号：ISBN 978-7-117-37051-6
定　　价：59.00 元
打击盗版举报电话：**010-59787491**　E-mail：WQ @ pmph.com
质量问题联系电话：**010-59787234**　E-mail：zhiliang @ pmph.com
数字融合服务电话：**4001118166**　E-mail：zengzhi @ pmph.com

序

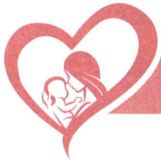

人口问题始终是影响经济社会发展的全局性战略性问题，直接关系着群众的身心健康，关系着中华民族伟大复兴。

根据联合国数据，世界人口增长率将会进一步下降。我国也已经进入几千年历史中第一次出现的人口负增长阶段。我国每年的出生人口总数在快速下降，人群生育能力也在持续下降，目前生育力保护已成为重大社会问题。党中央国务院高度重视，已经出台了一系列重大政策、重大举措。习近平总书记在党的二十大报告中特别强调，要建立生育支持政策体系，还特别强调，要以人口的高质量发展支撑中国式现代化，为我们的工作提出了根本遵循。生育力保护意义重大，如何帮助有生育意愿的人群根据个人实际需求选用高效安全的避孕措施，如何预防青少年性传播疾病、养成良好的行为习惯，如何提供优质的生殖健康服务，这些都直接关系到国家发展的战略全局，关系群众身心健康和家庭幸福，基层妇幼保健服务人员责任重大！

在黄荷凤院士的直接指导下，通过全体编写专家的共同努力，《女性生育力保护指导手册》（以下简称《指导手册》）成书出版，非常及时，很有意义。《指导手册》基本覆盖了生育力保护的全过程，包括生育力评价、生育力保存、生育力重塑或修复，以及生育结局优化等各个环节。为了解生育力的影响因素、实施生育力筛查、生育咨询与服务、提供适宜的生育力保存方法，避免青少年性传播疾病发生，加强母婴保健，降低孕产妇、婴儿、儿童死亡风险，强化预防为主促进女性生育力保护的各项工作提供了重要的科技依据和实践支撑。

《指导手册》的特点是学科交叉、内容丰富、深浅适宜，收集了国内外新理论、新知识、新技术、新成果，从微观的细胞发育与胚胎形成到临床的疾病咨询、治疗与辅助生育技术，再到群体干预的效果，理论与实践相结合，既有科学前沿性，也有临床指导性。《指导手册》还特别以科学避孕来指导女性生育力保护作为切入点，倡导用安全、有效、适宜的避孕方法实现女性适龄生育、调节合理生育间隔、避免意外妊娠、减少人工流产，必将对女性生育力保护起到关键性指导作用。

《指导手册》可以作为基层妇幼保健专业人员培训和自学的教科书，助力基层妇幼保健专业人员开阔思路、提升能力、强化责任、造福百姓。

《指导手册》是编著专家甲辰龙年的一份献礼！

愿《指导手册》能够得到基层同志的喜爱！

道阻且长，行则将至；行而不辍，未来可期！

让我们继续努力，在国家高质量发展的新征程上，为生育力保护、为健康中国建设、为中华民族繁荣昌盛做出新的更大的贡献！

是为序。

国家卫生健康委员会妇幼健康司原司长
中国妇幼健康研究会常务副会长
张世琨
2024 年 6 月

　　生育是人类繁衍的基础，潜在的生育力保护对象不仅包括病患人群，也包括有生育需求的健康人群。近年来随着社会的快速发展，人类在获得巨大物质和精神财富的同时，生育力整体呈下降趋势。随着女性年龄的增长，胚胎停育、自然流产以及妊娠并发症等发生风险增高；较短出生间隔对新生儿和儿童生长发育有一定的负面影响；低效避孕方法的广泛使用使得人工流产低龄化、重复人工流产比例升高；环境污染、不良生活习惯、社会压力等也对人群生育能力产生不利影响；青少年中性传播疾病患病率升高但生殖健康教育以及生殖健康服务不足等问题均可导致不孕症风险上升，辅助生殖领域需求庞大，人类生育力正面临严重威胁和挑战。《女性生育力保护指导手册》（以下简称《指导手册》）以广大生育人群需求为导向，旨在通过全球先进的研究成果和预防对策，将生育力保护的相关理论知识与方法普及给基层妇幼保健专业人员，惠及广大育龄女性，提高女性生殖健康水平，贯彻新时代卫生与健康工作方针。

　　《指导手册》共 10 章，内容包括女性生殖细胞的生长发育过程、育龄期女性常见的生殖健康问题、生育力的影响因素、性传播疾病与生育力的关系、生育力筛查、生育咨询、特殊人群的生育咨询服务、科学避孕保护女性生育力、女性生育力保存方法等。本手册基于国家规划教材与生殖健康领域的相关规范及指南，结合基础医学、临床诊疗和预防策略等方面的全球先进研究成果和实践经验，用简洁流畅的语言、深入浅出的内容、生动翔实的案例提升教学与培训的效果，提高自学的兴趣。

《指导手册》的出版将帮助基层妇幼保健专业人员全面系统地了解女性生殖健康知识，认识早孕与高龄生育、短生育间隔、低效避孕措施与意外妊娠、重复人工流产等对生育力的伤害，有效指导育龄女性适龄生育，调节合理的生育间隔，选择安全、高效、适宜的避孕药具，减少意外妊娠与人工流产；给予青少年生殖健康教育，避免性传播疾病的发生；了解遗传、疾病、环境、社会等有关因素对生育力的影响；知晓生育力保存方法与生育力保护的策略与措施，为再生育提供更有效的咨询服务与技术指导，在推进女性生育力保护的同时，提高女性生殖健康水平，促进优生优育，提升中华民族健康素质。

《指导手册》的编写得到中国妇幼健康研究会张世琨常务副会长和黄荷凤院士的指导，获得国家卫生健康委计划生育药具不良反应监测中心、生殖医学与子代健康全国重点实验室、上海交通大学医学院附属国际和平妇幼保健院、国家卫生健康委科学技术研究所、江苏省人民医院等单位及专家的大力支持，在此谨表诚挚谢意！

本书编者

2024 年 6 月

目 录

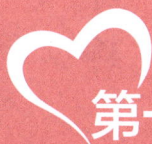

第一章
女性生殖细胞的生长发育过程

第一节　卵泡的发育和成熟

从青春期开始到绝经前，卵巢在形态和功能上发生周期性的变化，称为卵巢周期（ovarian cycle）。其主要变化包括卵泡的发育和成熟、排卵以及黄体形成与退化。

卵泡从胚胎时期开始形成并发育成熟，这个过程非常复杂且一直持续到女性生殖年龄的结束。在胚胎发育的 6～8 周，卵巢中开始出现原始生殖细胞（primordial germ cell，PGC），随着 PGC 不断发生有丝分裂，细胞体积增大，数目增多，此时称为卵原细胞（oogonia），约有 60 万个。从胚胎 11～12 周开始，卵原细胞进入第一次减数分裂，并静止于前期双线期，这时称为初级卵母细胞（primary oocyte）。在胎儿 16～20 周时，女性的生殖细胞数量达到顶峰，两侧卵巢共含有 600 万～700 万个生殖细胞。在胎儿 16 周至出生后 6 个月期间，初级卵母细胞被单层梭形前颗粒细胞围绕而形成始基卵泡，这是女性的基本生殖单位，也是卵子储备的唯一形式。胎儿期后 20 周，始基卵泡迅速闭锁，女婴出生时，卵巢内剩余 100 万～200 万个卵泡。在出生后的数年间，这些卵泡因为凋亡和选择性生长而不断减少，在儿童期卵泡不断退化，近青春期只剩下 30 万～40 万个卵泡。进入青春期后，卵泡由自主发育推进至依赖于促性腺激素的刺激而发育成熟。女性在育龄期，每个月有一批卵泡发育，经过募集、选择和优势化，只有一个卵泡完全成熟并排出卵子。因此，女性一生中一般只有 400～500 个卵泡发育成熟并排卵。

根据卵泡的形态、大小、组织学特征和生长速度（图 1-1），将其生长过程分为 4 个阶段。

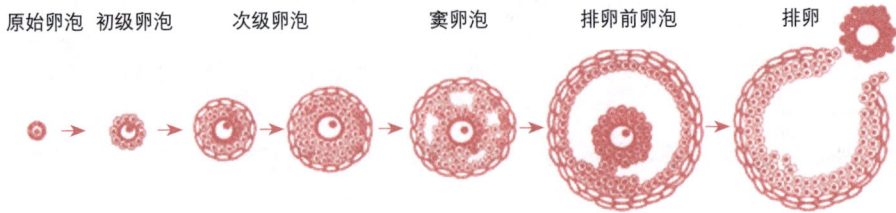

原始卵泡　初级卵泡　　　次级卵泡　　　　窦卵泡　　　　　排卵前卵泡　　　排卵

图 1-1　不同发育阶段的卵泡形态

一　始基卵泡（primordial follicle）

始基卵泡，即女性卵巢中的原始卵泡，位于卵巢皮质的浅层，直径 30～60μm。其由一个初级卵母细胞和围绕的一层梭形前颗粒细胞组成，该初级卵母细胞停留在减数分裂的双线期，还没有开始分裂。

二　窦前卵泡（preantral follicle）

初级卵母细胞周围有一层梭形前颗粒细胞，这些细胞会分化成单层立方形细胞，然后进行有丝分裂，此时就形成了初级卵泡（primary follicle）。同时，颗粒细胞会合成和分泌黏多糖，形成一个透明的环形区域包绕在卵母细胞周围，称为透明带（zona pellucida）。这些颗粒细胞的胞膜突起能够穿过透明带与卵子的胞膜形成缝隙连接，这一连接可以在两者间传递信息和输送营养。随着初级卵泡的颗粒细胞层数不断增加，达到 6～8 层（600 个细胞以下）时，卵泡也逐渐增大，次级卵泡（secondary follicle）便出现了，其直径可达 120μm。此外，颗粒细胞内会形成三种卵泡生长发育所必需的受体，即卵泡刺激素（follicle-stimulating hormone，FSH）受体、雌激素（estrogen，E）受体和雄激素（androgen，A）受体。随着基底膜在颗粒细胞层与卵泡膜层之间出现，其附近的梭形细胞会形成卵泡内膜（theca interna）和卵泡外膜（theca externa）两层卵泡膜。黄体生成激素（luteinizing hormone，LH）受体在卵泡内膜细胞上出现，具有合成甾体激素的能力。

三、窦卵泡（antral follicle）

窦卵泡的形成需要雌激素（E）和卵泡刺激素（FSH）的协同作用，颗粒细胞受到这两种激素的共同作用后开始增殖并分泌液体，这些液体会积聚在颗粒细胞之间，最终融合成卵泡腔。此时，卵泡的直径增大到约 500μm，窦卵泡便出现了。

在窦卵泡发育的后期，卵巢内的 FSH 及其生物活性升高，超过一定阈值后，有一组窦卵泡群便开始进入"生长发育轨道"，这个过程被称为卵泡生长发育募集（recruitment）。一般来说，在月经周期的第 7 天左右，募集的卵泡群中有一个 FSH 阈值最低的卵泡会发育为优势卵泡（dominant follicle），而其他的卵泡则会逐渐退化闭锁，这个过程称为选择。在月经周期的第 11 ~ 13 天，优势卵泡会逐渐增大到约 18mm，随之伴有颗粒细胞分泌的雌激素含量升高，检测血清中可达到 250 ~ 500pg/ml。与此同时，LH 受体和催乳素（prolactin，PRL）受体在颗粒细胞内出现，且对于 LH 和 PRL 具有反应性。这时，排卵前卵泡便出现了。

四、排卵前卵泡（preovulatory follicle）

排卵前卵泡也称为格拉夫卵泡（Graafian follicle）或成熟卵泡，是卵泡发育的最后一个阶段。在这个阶段，卵泡内的液体会急速增加，导致卵泡腔变得更大，直径可达 18 ~ 23mm，此时，卵泡生长得非常快，体积也会显著增大，甚至会突出卵巢表面。这个阶段是卵子成熟的关键时期，一旦排卵前卵泡发育成熟，卵子就会从卵巢中释放出来，进入输卵管，等待与精子结合受精。

总的来说，卵泡的发育和成熟是一个复杂的过程，这个过程受到精细的生理和生化因素调控。

第二节 排 卵

卵细胞和其周围的卵冠丘结构合称为卵冠丘复合体（oocyte corona cumulus complex，OCCC），一起从卵巢排出的过程称为排卵（ovulation）。排卵过程是一个复杂而精密的调节过程，受到多种激素和信号的调控。

OCCC包含卵细胞、透明带、放射冠及小部分卵丘内的颗粒细胞，简称为卵子（egg）。排卵前，颗粒细胞分泌的抑制素减少，同时形成的雌激素高峰对下丘脑产生正反馈作用，促使下丘脑大量释放促性腺激素释放激素（gonadotropin-releasing hormone，GnRH），刺激垂体释放促性腺激素（gonadotropin，Gn），从而出现LH/FSH峰。LH峰是即将发生排卵的可靠指标，诱导卵母细胞重新启动减数分裂进程，直至完成第一次减数分裂，排出第一极体，初级卵母细胞进一步升级为次级卵母细胞。排卵前卵泡在LH峰的作用下发生黄素化，产生少量孕酮。LH/FSH排卵峰与孕酮协同作用，激活卵泡液内蛋白溶酶活性，溶解卵泡壁隆起的尖端部分的胶原，形成一个小孔，称为排卵孔（stigma），卵子由此排出。此外，排卵前卵泡液中的前列腺素显著增加，在排卵时达到高峰。前列腺素可以促进卵泡壁释放蛋白溶酶，并促使卵巢内的平滑肌收缩，有助于排卵的发生。正常情况下，排卵多发生于下次月经来潮前14天左右，每个月经周期中卵子可由两侧卵巢交替排出，也可由一侧卵巢连续排出。卵子排出后，经输卵管伞部捡拾、输卵管壁蠕动以及输卵管黏膜纤毛活动等协同作用被捕获进入输卵管，在输卵管壶腹部与峡部连接处等待受精，在受精过程中完成第二次减数分裂，释放出第二极体。

需要注意的是，排卵会受到多种因素的影响，包括体内激素水平、神经调节和身体健康状况等。每个女性的排卵过程可能会有所不同，而且可能受到生理变化和生活环境的影响。

从生物进化的角度来看，排卵过程的主要目的是增加卵子与精子结合的机会，从而提高后代的生存概率。而女性排卵的周期和周期中的卵子数量也在进化过程中得到了优化，以适应生物生存和繁殖的需求。总之，女性生殖细胞的排卵过程是生命起源的一个重要组成部分，其在漫长的进化过程中得到了优化和发展，为生物的繁殖和生存提供了重要保障。

第三节　卵母细胞发育、受精至早期胚胎的形成

一　卵母细胞的发育

卵母细胞的发育始于女性胚胎期，当胚胎发育到一定时期后，原始生殖细胞开始分化成初级卵母细胞，随后，初级卵母细胞经历一系列减数分裂，形成次级卵母细胞，再经过第二次减数分裂，形成成熟卵子和第二极体。在人类中，这个过程开始于女性胎儿时期，并在青春期结束前完成。

具体来说，初级卵母细胞本身的演化是走向发生减数分裂，伴随在其外围是各级卵泡的发展形成演化。原始卵泡的形成表现在一些单层扁平的卵泡细胞包围初级卵母细胞，此时染色体已形成粗线期和双线期。由于卵泡细胞的入侵，原有的生殖细胞群被隔离分散，少量卵原细胞进入减数分裂，卵巢中处于有丝分裂的卵原细胞和处于减数分裂各个时期的卵母细胞同时存在。胎儿发育到 20 周时，卵巢中含有 200 万～ 300 万个卵原细胞和 500 万个初级卵母细胞，此时是生殖细胞最多的时期。胎儿 6 ～ 7 个月时数目急剧减少，卵原细胞不再分裂，到胎儿出生（10 个月）卵巢内仅有约 100 万个初级卵母细胞，其中绝大多数均已进入双线期，并长期停滞在此阶段，直至青春期后才有变化。

卵母细胞成熟是指卵母细胞减数分裂的过程，故又称为成熟分裂或减数分裂。卵母细胞的减数分裂包括两次分裂过程。第一次减数分裂开始于胎儿 3 个月时，该过程被人为地划分为四期：前期、中期、后期和末期。卵母细胞在第一次减数分裂前期停滞的时间很长，可持续数周、数月，甚至几十年。在这个漫长的过程中，有很多卵母细胞特有的事件发生，包括同源染色体相互识别、配对、联会和重组，RNA 和蛋白质合成。第一次减数分裂在卵巢内完成，经过排卵过程等待受精。根据染色质（体）的形态特征，可分为五个亚期，即细线期、偶线期、粗线期、双线期和终变期。

第一次减数分裂的中期、后期和末期与有丝分裂过程相似。第一次减数分裂末期，卵母细胞分裂一次，染色体数目减半，由初级卵母细胞分裂为

1 个次级卵母细胞和 1 个极体，即第一极体。

第二次分裂时间很短促，在排卵之后受精进行中完成，包括染色体的复制、同源染色体配对与重组、交换。精子进入卵母细胞后，卵母细胞分裂 1 次，排出第二极体，完成第二次减数分裂。减数分裂过程中染色体只复制一次，而细胞分裂两次，所以染色体数减半，成熟卵子是单倍体。只有受精的受精卵恢复为双倍体。形态学上，根据光镜观察特征卵母细胞大致分为四个发育阶段，即生发泡期（geminal veside，GV）、生发泡破裂期（geminal veside breaking down，GVBD）、第一次减数分裂中期（metaphase Ⅰ，MⅠ）、第二次减数分裂中期（metaphase Ⅱ，MⅡ）。

二、受精

受精是生命的起点，标志着妊娠的开始，直至子代的出生作为终点。受精是卵子和精子相遇的过程，如果受精成功，精卵会继续存活下去，否则会在 1～2 天内死亡。受精后卵子的发育程序被激活。两个配子的单倍体核合成一个新的双倍体生物。尽管受精的机制已被广泛研究，但目前仍不完全清楚。在每次性交中，有数亿个精子进入女性生殖道，但只有大约 200 个精子能够到达输卵管的受精部位，通常只有 1 个精子成功受精。人类自然受精过程是在输卵管内完成的，然而，随着科技的发展，辅助生殖技术使体外受精成为可能。

受精（fertilization）是指精子穿入卵子形成受精卵的过程。自然受精的发生必须具备一定的先决条件，即精子具有运动能力和获能，同时有正常的卵子发生和排卵。受精过程是严格有序的生理过程，包括：精卵识别、精子发生顶体反应并穿透透明带、精卵质膜融合、卵子皮质反应阻止多精子入卵、雌雄原核形成与融合。

受精一般发生在输卵管壶腹部，排卵后 12 小时内，整个受精过程大约持续 24 小时。排卵后卵子能受精的时间究竟多长尚不清楚，据估计为 12～24 小时，但是进行试管婴儿过程中采集的不成熟卵子在孵育 36 小时后仍能受精。人类精子的可受精时间同样不清楚，通常认为是 48～72 小时，此后尽管精子仍有活动能力但失去了受精能力。排卵前 3 天内性交妊娠发生率较高。

三 早期胚胎发育

早期胚胎发育分两个阶段，着床前胚胎发育和着床后胚胎发育。受精卵着床前经历发育、卵裂、脱透明带等过程，才能最终具备在子宫内膜上植入着床的能力。不同物种受精卵着床前历经的时间有所不同，人类受精卵历经7天的发育才最终着床。着床后胚胎发育包括受精后2～8周，这个过程的发育快速且复杂，人类胚胎着床后6～7天即建立了胎盘和胚胎结构，至8周时已完成三胚层的分化。

1. 着床前胚胎发育 着床期胚泡发育包括受精卵的卵裂、囊胚或胚泡的形成、胚泡的孵化（又称脱透明带）。

2. 着床后胚胎发育 在受精卵形成的第2周，内细胞团和滋养层细胞分别分化发育成胚胎及胎盘。具体来说，二胚层由内细胞团分化形成。在受精后8～9天胚胎完成在子宫内膜上的植入，此时内细胞团继续发育分化，形成一圆盘状结构称为胚盘，这是形成人体的基础。受精后的2周，外胚层细胞开始分化，至受精后第3周，着床后的胚胎由外胚层形成具有三胚层的原肠胚。由于各胚层之间生长速度的差异，导致扁平的胚盘逐渐卷曲为头大尾小的圆柱形胚体，至第8周，胚体外表可见眼、耳、鼻的原基和发育中的四肢，初具人形。胚体形成同时，三胚层逐渐分化成人体各器官的原基。至此，早期胚胎已初步形成。在这个过程中，各种生物学因素相互作用，严格调控着胚胎的发育和最终的成形。

（吴 洁 曹金翔）

参考文献

[1] 谢幸，孔北华，段涛 . 妇产科学 [M] . 9 版 . 北京：人民卫生出版社，2018.

[2] 陈子江 . 生殖内分泌学 [M] . 北京：人民卫生出版社，2016.

第二章
育龄期女性常见的生殖健康问题

第一节　常见女性性发育和生殖器发育异常

一、女性性发育异常

女性性发育异常（disorders of sex development，DSD）是一组疾病的统称，患者通常在性染色体、性腺、外生殖器或第二性征方面存在一种或多种先天性异常或不一致。

1. 北京协和医院葛秦生教授团队根据多年临床与基础研究，将性发育异常疾病按照病因分为三大类

（1）性染色体异常，包括性染色体数目与结构异常：如特纳综合征（Turner syndrome，TS）、X0/XY 性腺发育不全、超雌、真两性畸形［嵌合型性染色体（46, XX/46, XY）］、性腺发育不全、生精小管发育不良综合征（Klinefelter syndrome）。

（2）性染色体正常，但性腺发育异常：包括 XX 单纯性腺发育不全、XY 单纯性腺发育不全、真两性畸形（46, XX 或 46, XY）和睾丸退化。

（3）性染色体正常，性腺性质正常，但性激素异常：包括雄激素过多（先天性肾上腺皮质增生和孕早期外源性雄激素过多）、雄激素缺乏（17α- 羟化酶缺乏以及完全型和不完全型雄激素缺乏）、雄激素不敏感综合征（完全型和不完全型）。

2. 目前国外建议根据染色体核型分成三大类

（1）性染色体异常型 DSD：包括特纳综合征，生精小管发育不良综合征、（45，X）/（46，XY）综合征，染色体为（46，XX/46，XY）的卵睾型 DSD。其中 Turner 综合征是最常见的性发育异常，其染色体核型异常包括（45，X0）、（45，X0）的嵌合型，X 短臂和长臂缺失，（47，XXX）等。主要病变为卵巢不发育伴有体格发育异常。临床表现特点为身材矮小、生殖器与第二性征不发育、条索状性腺和一组躯体发育异常。常表现为面容呆板、两眼间距宽、颈蹼、胸廓桶状或盾形、肘外翻、掌纹通关手；多数智力发育正常；女性外阴发育幼稚，有阴道、子宫发育不良及原发性闭经。

（2）（46，XX）型 DSD：包括性腺发育不全（如卵睾型 DSD 和睾丸型 DSD），雄激素过多（来自胎儿的如 21- 羟化酶缺陷、来自母亲的如孕期使用外源性雄激素等），还有一些其他疾病如米勒管发育异常、先天性低促性腺激素性性腺功能低下、尿生殖窦发育异常和子宫畸形等。

（3）（46，XY）型 DSD：包括完全型和部分型性腺发育异常性腺发育不全（卵睾型 DSD 和睾丸退化），雄激素合成异常（StAR 缺陷，CYP11A1 缺陷等），完全型和部分型雄激素作用异常雄激素不敏感综合征以及其他特殊综合征，如米勒管持续存在综合征、先天性低促性腺激素性腺功能减退等。其中（46，XY）单纯性腺发育不全，又称 Swyer 综合征，患者主要表现为第二性征发育不全和原发性闭经，妇科检查可见正常的女性内外生殖器，但子宫和输卵管发育不良，双侧性腺为条索状或发育不良的睾丸。在该类患者中 30%～60% 会发生生殖细胞肿瘤，是性发育异常者中最容易发生肿瘤的病种，因此所有的 XY 单纯性腺发育不全患者应切除条索状性腺以避免肿瘤的发生。

二、女性生殖器发育异常

生殖器发育异常主要表现为解剖结构的异常，女性生殖器与泌尿器官在起源上密切相关，两者的发育可相互影响，因此在诊断生殖器异常时，应考虑是否伴有泌尿系统的异常。

1. 阴道发育异常

（1）处女膜闭锁：又称无孔处女膜，阴道分泌物或月经初潮的经血不能排出，积聚在阴道内，有时经血可经输卵管逆流至腹腔。绝大多数患者在青春期发生周期性下腹坠痛，并进行性加剧，严重者可引起肛门坠胀和尿频等症状，检查可见处女膜膨出，表面呈紫蓝色，肛诊可扪及盆腔囊性包块。盆腔超声检查可见阴道内有积液，确诊后应及时手术治疗。

（2）先天性无阴道：系双侧副中肾管发育不全或双侧副中肾管尾端发育停滞所致。表现为先天性无阴道，发生率为 1/5 000～1/4 000，检查见患者体格、第二性征以及外阴发育正常，但通常无子宫或仅有始基子宫，卵巢功能一般正常。该类患者常合并泌尿系畸形，建议 18 岁后进行治疗。

（3）阴道闭锁：尿生殖窦未参与阴道形成所致。发生率为活女婴的1/10 000～1/5 000，多数在青春期后才发现，常因原发性闭经和周期性腹痛就诊。根据解剖学特点可分为阴道下段闭锁和阴道完全闭锁，前者称为阴道Ⅰ型阴道闭锁，阴道上段及宫颈、子宫体均正常；后者称为阴道Ⅱ型阴道闭锁，多合并宫颈发育不良、子宫体发育不良或子宫畸形。一旦明确诊断，应尽早手术治疗。

（4）阴道纵隔：阴道内存在从宫颈到阴道口的不全组织分隔形成，可分为完全纵隔和不全纵隔。前者下端达阴道口，后者未达阴道口。可伴有双子宫、双宫颈和同侧肾脏发育不良。阴道完全纵隔者无症状，性生活和阴道分娩无影响，阴道纵隔影响性生活者，应将纵隔切除。

（5）阴道横隔：尿生殖窦和双侧副中肾管的融合和 / 或管腔化失败，将形成阴道横隔。阴道横隔无孔称完全性横隔，隔上有小孔称不全性横隔。大多数阴道横隔位于阴道上、中段。不全性横隔位于阴道上段者多无症状，位置偏低者可能影响性生活，阴道分娩时影响胎先露部下降；完全性横隔有原发性闭经伴周期性腹痛，并进行性加剧。治疗为手术切除横隔，缝合止血。

（6）阴道斜隔：现称为阴道斜隔综合征，特征包括有两个发育正常的子宫，亦有双宫颈；阴道斜隔使另一侧宫颈被掩盖；常合并有斜隔的一侧肾缺如或其他泌尿系畸形，可经超声检查发现。根据解剖特点可分为三型，Ⅰ型是无孔斜隔，因经血聚积无引流渠道表现为子宫及斜隔后积血；Ⅱ型是有孔斜隔，但引流不畅，感染后已形成隔后腔积脓；Ⅲ型是无孔斜隔合并宫颈瘘管，经血可向对侧流出，但引流也不畅。三型均需要手术治疗。

2. 子宫发育异常

（1）先天性宫颈发育异常：包括宫颈缺如、宫颈闭锁、先天性宫颈管狭窄和双宫颈等。

（2）子宫未发育或发育不良：包括先天性无子宫（常合并无阴道）、始基子宫（子宫极小，多数无宫腔或为一实体肌性子宫）、幼稚子宫（有宫腔和内膜）。三者均卵巢发育正常。

（3）单角子宫和残角子宫：单角子宫为仅一侧副中肾管正常发育形成，

同侧卵巢功能正常；另侧副中肾管完全未发育或未形成管道，未发育侧卵巢、输卵管和肾脏往往同时缺如。残角子宫系一侧副中肾管发育，另一侧副中肾管中下段发育缺陷形成。有正常输卵管和卵巢，但常伴有同侧泌尿器官发育畸形。残角子宫可分为：残角子宫有宫腔，并与单角子宫腔相通；残角子宫有宫腔，但与单角子宫腔不相通；残角子宫为无宫腔实体，仅以纤维带与单角子宫相连。

（4）双子宫：为两侧副中肾管未融合，各自发育形成两个子宫和两个宫颈，也可是一侧子宫颈发育不良、缺如。双子宫可伴有阴道纵隔或斜隔。

（5）双角子宫：为两侧副中肾管未完全融合的缺陷，根据宫角在宫底水平融合不全的程度分为完全型和不完全型。

（6）纵隔子宫：为双侧副中肾管融合后，中隔吸收受阻形成，是最常见的子宫畸形。分为完全型和不完全型，前者纵隔直达宫颈内口，后者纵隔末端终止在宫颈内口水平以上。

（7）弓形子宫：宫底中间有一浅凹陷，多数对妊娠影响不大。

（8）己烯雌酚药物相关子宫：包括"T"字形子宫、"T"字形子宫宫角处扩张和各种变异形状的"T"字形子宫。

3. 输卵管发育异常 为副中肾管头端发育受阻所致，常与子宫发育异常同时存在，常见的类型有输卵管缺失或输卵管痕迹、输卵管发育不全、副输卵管、单侧或双侧双输卵管。

4. 卵巢发育异常 包括卵巢未发育或发育不良，其中卵巢发育不良又称条索状卵巢；异位卵巢，即卵巢形成后仍停留在原生殖嵴部位，未下降至盆腔内；副卵巢。

第二节 常见的月经问题

一、异常子宫出血

异常子宫出血（abnormal uterine bleeding，AUB）是指与正常月经的周期频率、规律性、经期长度和经期出血量任何一项不符的、源自子宫腔的异常出血。AUB 在全世界育龄期女性中的发病率为 3% ～ 30%，但约半数受影响的女性并不会寻求医生的帮助。

（一）病因

既往我国将 AUB 病因分为器质性疾病、功能失调和医源性病因三大类。国际妇产科联盟（Federation International of Gynecology and Obstetrics，FIGO）将 AUB 病因分为两大类 9 个小类，按英文首字母缩写为 "PALM-COEIN"。"PALM" 指子宫本身的结构性改变，可采用影像学技术和 / 或组织病理学方法明确诊断；"COEIN" 多无明显的子宫结构性改变（其他病因所致 AUB 除外）。

1. PALM

（1）子宫内膜息肉（polyp）。

（2）子宫腺肌病（adenomyosis）。

（3）子宫平滑肌瘤（leiomyoma），黏膜下（SM），其他部位（O）。

（4）子宫内膜恶变和不典型增生（malignancy and hyperplasia）。

2. COEIN

（1）全身凝血相关疾病（coagulopathy）：包括再生障碍性贫血、各类型白血病、各种凝血因子异常、血小板减少以及各种疾病原因造成的全身性凝血机制异常。

（2）排卵障碍（ovulatory dysfunction）。

（3）子宫内膜局部异常（endometrial）。

（4）医源性（iatrogenic）。

（5）其他病因（not otherwise classified）。

（二）临床表现及诊断方法

对 AUB 患者，首先需要详细询问其月经史，注意询问性生活和避孕措施以排除妊娠或产褥期相关的出血，确定其出血模式，这是就诊者的主要问题。患者初诊时行全身体格检查及妇科检查，可以及时发现相关体征，如性征发育情况，有无泌乳、黑棘皮症、体毛和腹部包块等，有助于确定出血来源，排除子宫颈和阴道病变，明确子宫的结构有无异常。同时，结合一些必要的辅助检查，确定 AUB 病因。

1. AUB-P 子宫内膜息肉的患病率为 7.8% ～ 34.9%，在 AUB 结构性

病因中最常见。临床上约 67% 的息肉患者发生 AUB，表现为经期延长、经间期出血、月经过多、不规律出血和不孕。诊断过程中，经阴道超声检查是最常用的筛查方法。当应用超声评价子宫内膜疾病不充分时，可考虑行宫腔镜或超声下宫腔灌注造影检查进一步诊断。确诊则需要在宫腔镜下取活检并进行病理检查。

2. AUB-A　子宫腺肌病分为弥漫性与局限性，后者为子宫腺肌瘤。主要表现为月经过多、经期延长和痛经，部分患者可出现经间期出血、慢性盆腔痛和不孕。临床诊断方面，可根据以上典型症状及体征、血 CA125 水平增高等作出初步诊断，妇科检查时发现子宫增大、质韧或触痛，需要进行病理检查确诊。此外，随着影像学技术的发展，经阴道超声和磁共振成像（MRI）检查已用于子宫腺肌病的临床诊断。

3. AUB-L　子宫平滑肌瘤是最常见的妇科良性肿瘤，育龄期妇女患病率可达 25%，其中最容易引起 AUB 的是黏膜下子宫肌瘤。子宫肌瘤导致的 AUB 常表现为月经过多、经期延长和经间期出血等。临床上大多可以经盆腔超声、宫腔镜检查发现，通过术后病理可确诊。

4. AUB-M　AUB 少见却重要的病因之一是子宫内膜不典型增生和恶变。子宫内膜不典型增生即癌前病变，随访 13.4 年癌变率为 8% ～ 29%，多囊卵巢综合征、肥胖和使用他莫昔芬的患者中多见，偶见于有排卵而黄体功能不足者。临床表现主要是不规则子宫出血，可与月经稀发交替发生，少数为经间期出血，患者常伴不孕。诊断方面，子宫内膜病变需行子宫内膜活检确诊；对年龄 ≥ 45 岁、长期不规律子宫出血、有子宫内膜癌高危因素（如高血压、肥胖、糖尿病、Lynch 综合征家族史等）、B 超提示子宫内膜过度增厚且回声不均、药物治疗效果不显著者应行诊断性刮宫并进行病理检查，有条件者首选宫腔镜直视下定点活检。如疑有 Lynch 综合征，必要时可进行基因检测和肿瘤筛查。

5. AUB-C　月经过多的女性中约 13% 存在全身性凝血功能异常。除了临床表现为月经过多之外，凝血功能异常也会有经间期出血和经期延长等表现。临床诊断时，需要筛查潜在凝血功能异常的线索，详细询问病史，同时将抗凝引起的出血归类为 AUB-I。

6. AUB-O　排卵障碍主要由下丘脑 - 垂体 - 卵巢轴功能异常引起，包括稀发排卵、无排卵及黄体功能不足。通常表现为不规律的月经，即经量、经期长度、周期频率以及规律性均可发生异常，出血间隔长短不一，出血量多少不一，有时会引起大出血和重度贫血。诊断无排卵最简单常用的方法是基础体温测定（basic body temperature，BBT）、下次月经前 5～9 天（相当于黄体中期）或停经后血孕酮水平测定。同时可以在早卵泡期测定血黄体生成激素（LH）、卵泡刺激素（FSH）、催乳素（PRL）、雌二醇（E_2）、睾酮（T）和促甲状腺素（thyroid stimulating hormone，TSH）水平等，以了解无排卵的病因。

7. AUB-E 主要临床症状是月经过多，也可表现为经间期出血或经期延长，可能是调节子宫内膜局部凝血与纤溶功能的机制异常或子宫内膜修复的分子机制异常所致。尚无特异性诊断方法，主要通过基于有排卵月经的基础上排除其他明确的病因后确定。

8. AUB-I 临床表现为突破性出血，可能由于所用雌孕激素的比例不当、首次应用左炔诺孕酮宫内缓释系统（levonorgestrel-releasing intrauterine system，LNG-IUS）或皮下埋植剂的妇女在前 6 个月内；放置宫内节育器所引起的 AUB-I 通常表现为经期延长；此外，应用抗抑郁药或抗凝药可能引起催乳素水平升高，导致排卵障碍而发生 AUB。临床上 AUB-I 的诊断需要通过仔细询问用药史、分析服药或治疗操作与 AUB 的关系后确定，必要时行宫腔镜检查以排除其他病因。

9. AUB-N 个别 AUB 患者可能与其他罕见的因素有关，如动静脉畸形、剖宫产术后子宫瘢痕缺损等，也可能存在某些尚未阐明的因素。动静脉畸形所致 AUB 的病因为先天性或后天获得性（子宫创伤，如剖宫产术后），多表现为突然出现的大量子宫出血。诊断时首选经阴道多普勒超声检查，子宫血管造影检查可确诊，其他辅助诊断方法有盆腔 CT 及 MRI 检查。剖宫产术后子宫瘢痕缺损又称剖宫产术后子宫切口憩室（cesarean scar diverticulum，CSD），常表现为正常月经后的淋漓出血，可通过经阴道超声检查、MRI 或宫腔镜检查诊断。

（三）治疗

1. AUB-P 直径 ≤ 1cm 的息肉若无症状，1 年内自然消失率约 27%，恶变率低，可观察随诊。对体积较大或有症状的息肉建议在宫腔镜下行息肉摘除术，避免盲刮漏诊。此外，因为息肉的复发率为 2.5%～68.0%，其中多发性息肉的复发率较高，建议在息肉手术后行长期管理，如应用复方口服避孕药（combined oral contracepeives，COC）、左炔诺孕酮宫内缓释系统

（LNG-IUS）或孕激素（如地屈孕酮）可减少复发风险；而对无生育要求且伴有息肉不典型增生或恶变者可行手术治疗。

2. AUB-A 根据患者的年龄、症状和有无生育要求选择治疗方案，主要分为药物治疗和手术治疗。药物治疗中，一线治疗方案包括口服孕激素、COC 和 LNG-IUS。二线治疗药物为促性腺激素释放激素激动剂（GnRH-a）或促性腺激素释放激素拮抗剂（GnRH-ant）。三线治疗方案指药物治疗无效的手术治疗。

3. AUB-L 根据患者的年龄、症状严重程度、肌瘤大小、数目、位置以及有无生育要求等确定治疗方案，主要包括药物治疗和手术治疗。对月经过多且无生育需求的女性，可选择 COC、止血药、非甾体抗炎药（nonsteroidal antiinflammatory drugs，NSAID）和 LNG-IUS 缓解症状；而对于有生育要求者可采用 GnRH-a 等药物治疗 3 ~ 6 个月待肌瘤缩小和出血症状改善后自然妊娠或行辅助生殖技术。手术治疗适用于月经过多、AUB 引起贫血、合并其他手术指征或怀疑肌瘤恶变者。对有生育要求且期望保留子宫者，行肌瘤剔除术，告知患者治疗后肌瘤可能复发，完成生育后再根据临床症状、肌瘤大小和生长速度等因素酌情考虑其他治疗方式。

4. AUB-M 根据内膜病变的轻重程度、患者年龄及有无生育要求选择不同的治疗方案。

5. AUB-C 确定治疗方案时，原则上以血液科治疗措施为主，妇科协助控制出血。妇科首选药物治疗，辅助止血的药物有氨甲环酸。此外，COC 也可能有帮助，但须除外禁忌证，必要时可考虑 GnRH-a 治疗。手术治疗可在药物治疗失败或原发病无治愈可能时考虑，在血液科控制病情、改善全身状况后行手术处理。

6. AUB-O 治疗方案上，首先在出血期止血并纠正贫血，血止后调整周期预防子宫内膜增生和 AUB 复发，有生育要求者促排卵治疗。总的来说，治疗方案的选择取决于患者的生育需求，药物是主要治疗手段，通过改善症状提高生活质量，总体预后良好。

7. AUB-E 对于此类由非器质性疾病引起的月经过多，建议先行药物治疗，如 1 年以上无生育要求者可应用 LNG-IUS，还可应用氨甲环酸、COC 和孕激素等。刮宫术仅用于紧急止血以及病理检查。对于无生育要求者，可以考虑保守性手术。

8. AUB-I 治疗方案上，须针对不同病因引起的 AUB-I 进行处理。对于 COC 引起的出血，首先应排除漏服，强调规律服用；若无漏服可通过增加炔雌醇剂量改善出血。如因放置宫内节育器所致 AUB，首选抗纤溶药物处理。应用 LNG-IUS 或皮下埋植剂引起的出血可对症处理或期待疗法，提前做好放置前咨询。应用抗抑郁药或抗凝药引起的出血可对症处理，必要时咨询专科医师。

9. AUB-N 动静脉畸形的治疗，对于有生育要求者，出血量不多可采用 COC 或期待疗法；出血严重者，首先维持生命体征平稳，尽早采用选择性子宫动脉栓塞术，但术后易导致严重的宫腔粘连，妊娠率较低。对无生育要求者，可采用手术治疗。

二、闭经

闭经（amenorrhea）是一种妇科常见的临床症状，表现为无月经或月经停止，不是疾病的诊断。根据既往有无月经来潮，将闭经分为原发性闭经与继发性闭经，一般认为前者可能比后者更严重。原发性闭经（primary amenorrhea）指年龄超过 14 岁，第二性征未发育；或年龄超过 16 岁，第二性征已发育，月经仍未来潮。继发性闭经（secondary amenorrhea）指正常月经建立后月经停止 6 个月，或按照自身原有月经周期计算停止 3 个周期以上者。无论何种闭经，都应引起女性的注意，早日进行检查以寻找病因，并及时诊治。

（一）病因

正常月经的建立和维持依赖于下丘脑 - 垂体 - 卵巢轴的神经内分泌调节、靶器官子宫内膜对性激素的周期性反应以及下生殖道的通畅，其中任何一个环节发生障碍均可导致闭经的发生。

1. 原发性闭经

（1）第二性征存在的原发性闭经

1）MRKH 综合征（Mayer-Rokitansky-Kuster-Hauser syndrome）：又称米勒管发育不全综合征（Müllerian agenesis syndrome），约占青春期原发性闭经的 20%，染色体核型正常，为（46, XX）。促性腺激素正常，有排卵，外生殖器、输卵管、卵巢及女性第二性征正常。主要异常表现为始基子宫或无子宫、无阴道。15% 伴肾异常（肾缺如、盆腔肾或马蹄肾），40% 有双套尿液集合系统，5%～12%伴骨髓畸形。

2）雄激素不敏感综合征（androgen insensitivity syndrome）：又称睾丸女性化完全型，为男性假两性畸形，染色体核型为（46, XY），但染色体上的雄激素受体基因缺陷。性腺为睾丸，位于腹腔内或腹股沟。表型为女型，乳头发育不良，乳晕苍白，阴毛、腋毛稀少，阴道为盲端，较短浅，子宫及输卵管缺如。

3）卵巢抵抗综合征（ovarian resistant syndrome）：又称卵巢不敏感综合征。其特征包括：卵巢内多数为始基卵泡及初级卵泡；内源性促性腺激素，特别是 FSH 升高；卵巢对外源性促性腺激素不敏感。临床表现为原发性闭经，女性第二性征存在。

4）生殖道闭锁：任何生殖道闭锁引起的横向阻断，均可导致闭经，如阴道横隔、无孔处女膜等。

5）真两性畸形：非常少见，同时存在男性和女性性腺，染色体核型可为 XX、XY 或嵌合体，女性第二性征存在。

（2）第二性征缺乏的原发性闭经

1）低促性腺激素性腺功能减退（hypogonadotropic hypogonadism）：多因下丘脑分泌 GnRH 不足或垂体分泌促性腺激素不足导致。临床表现为原发性闭经，女性第二性征缺如，嗅觉减退或丧失，但女性内生殖器分化正常。

2）高促性腺激素性腺功能减退（hypergonadotropic hypogonadism）：原发于性腺衰竭所致的性激素分泌减少，可引起反馈性 LH 和 FSH 升高，常与生殖道异常同时出现。

2. 继发性闭经　发生率明显高于原发性闭经，其病因复杂，根据控制正常月经周期的 5 个主要环节，以下丘脑性最常见，其次为垂体性、卵巢性、子宫性及下生殖道发育异常性闭经。

（1）下丘脑性闭经：指中枢神经系统及下丘脑各种功能和器质性疾病引起的闭经，以功能性原因为主。主要包括：精神应激、体重下降和神经性厌食、运动性闭经、药物性闭经和颅咽管瘤。

（2）垂体性闭经：其主要病变在垂体，腺垂体器质性病变或功能失调引起闭经。主要包括垂体梗死、垂体肿瘤和空蝶鞍综合征。

（3）卵巢性闭经：是由于卵巢分泌的性激素水平低，子宫内膜不发生周期性变化而导致闭经。但促性腺激素升高，属高促性腺素性闭经。主要原因有早发性卵巢功能不全、卵巢功能性肿瘤和多囊卵巢综合征。

（4）子宫性闭经：指由于感染、创伤导致宫腔粘连引起的闭经，月经调节功能正常，第二性征发育也正常。Asherman 综合征是子宫性闭经最常见的原因。此外，破坏子宫内膜、手术切除子宫或放疗也是子宫性闭经的原因。

（5）其他：如甲状腺、肾上腺和胰腺等内分泌功能紊乱也可引起闭经。

（二）诊断

诊断时需要先找到闭经原因，确定病变部位，再明确是何种疾病引起的。

1. 病史 首先需要详细询问月经史，发病前有无导致闭经的诱因，如精神因素、环境改变、体重增减以及用药情况等。已婚妇女需询问生育史及产后并发症史，原发性闭经应询问第二性征发育情况，了解生长发育史，有无其他疾病及家族史。

2. 体格检查 检查全身发育情况以及第二性征发育情况，观察精神状态、智力发育、营养和健康状况。妇科检查应注意内外生殖器发育情况。

3. 辅助检查 育龄期妇女闭经首先应排除妊娠。

（1）功能试验：包括孕激素撤退试验、雌孕激素序贯试验以及垂体兴奋试验。

（2）激素测定：主要包括性激素六项，甲状腺功能相关指标，肥胖多毛患者还须行血糖、胰岛素和雄激素相关指标的测定。

（3）影像学检查：主要包括盆腔超声、CT 或 MRI 等。

此外，宫腔镜检查、腹腔镜检查、染色体检查以及一些靶器官反应检查均可以辅助诊断闭经的原因。

（三）治疗

首先是全身治疗，即全身性疾病的积极处理，在明确病变环节和病因后，进行对因治疗。激素治疗可以补充体内激素不足或拮抗其过多以达到治疗的目的，主要包括雌激素补充治疗、雌孕激素人工周期治疗以及孕激素补充疗法；有生育要求者需要促排卵治疗；高催乳素血症患者需要补充多巴胺受体激动剂，甲状腺功能减退患者需要补充甲状腺素。此外，有生育要求者，促排卵未成功妊娠，合并如输卵管因素导致的闭经时需要采用辅助生殖技术。对于器质性疾病导致的闭经，则需要进行手术治疗。

三 多囊卵巢综合征

多囊卵巢综合征（polycystic ovary syndrome，PCOS）是一种常见的妇科内分泌疾病，是以雄激素增多症、无排卵和多囊性卵巢形态为基本特征的综合征，但个体之间存在很大差异，病因至今尚未阐明。常伴有月经紊乱、不孕、胰岛素抵抗（insulin resistance，IR）和代谢紊乱性疾病，患者的心理和生活质量也容易受到影响。

（一）临床表现

1. 月经失调 是最主要的症状，多数表现为月经稀发或闭经，也可表现为不规则子宫出血。

2. 不孕 育龄期女性因排卵障碍导致不孕。

3. 多毛和痤疮 是高雄激素血症最常见的表现。

4. 肥胖 50% PCOS 患者有肥胖，与胰岛素抵抗、雄激素过多相关。

5. 黑棘皮征 即颈背部、阴唇、腋下、乳房和腹股沟等处皮肤皱褶部位出现色素沉着。

（二）诊断

1. 诊断标准

（1）育龄期及围绝经期 PCOS 的诊断

1）疑似 PCOS：月经稀发或闭经或不规则子宫出血是诊断的必要条件。此外再符合下列 2 项中的 1 项：①高雄激素临床表现或高雄激素血症；②超声下表现为多囊卵巢（polycystic ovarian morphology，PCOM）。

2）确诊 PCOS：具备上述疑似 PCOS 诊断条件后还必须逐一排除其他可能引起高雄激素的疾病和引起排卵异常的疾病才能确定 PCOS 的诊断。

（2）青春期 PCOS 的诊断：必须同时符合以下 3 项指标：①初潮后月经稀发持续至少 2 年或闭经；②高雄激素临床表现或高雄激素血症；③超声下PCOM 表现。同时应排除其他疾病。

（3）排除诊断：排除其他类似疾病是确诊 PCOS 的条件，高雄激素血症或高雄激素体征需要排除的疾病包括库欣综合征、非经典型先天性肾上腺皮质增生（non-classical congenital adrenal hyperplasia，NCCAH）和卵巢或肾上腺分泌雄激素的肿瘤等。排卵障碍的鉴别诊断疾病包括功能性下丘脑性闭经、甲状腺疾病、高催乳素血症以及早发性卵巢功能不全。

2. 诊断依据

（1）病史采集：包括现病史，即患者的年龄、就诊的主要原因以及月经情况；既往史，即患者既往就诊的情况、相关检查的结果、治疗措施以及治疗效果；家族史，即家族中糖尿病、肥胖、高血压、体毛过多的病史，以及女性亲属的月经异常情况、生育状况和妇科肿瘤病史。

（2）体格检查：包括全身体格检查，即身高、体质量、腰围、臀围、血压、乳房发育、有无挤压溢乳、体毛多少与分布、有无黑棘皮征和痤疮等。妇科检查：阴毛及阴蒂发育情况。高雄激素血症相关表现最常见的是多毛和痤疮。

（3）盆腔超声检查：PCOM 超声相的定义为一侧或双侧卵巢内直径 2～9mm 的卵泡数 ≥ 12 个，和 / 或卵巢体积 ≥ 10ml（卵巢体积按 0.5 × 长径 × 横径 × 前后径计算）。需要注意的是，PCOM 并非 PCOS 患者所特有，正常育龄期妇女中 20%～30% 可有 PCOM，也可见于口服避孕药后、闭经等情况。

（4）实验室检查

1）高雄激素血症。

2）血清抗米勒管激素（anti-Müllerian hormone，AMH）水平较正常明显增高。

3）其他生殖内分泌激素：非肥胖型 PCOS 患者多伴有 LH/FSH 比值 ≥ 2。20%～35% PCOS 患者可伴有血清 PRL 水平轻度增高。

4）代谢指标评估：空腹血糖、空腹状态各项血脂指标、肝功能检查等。

5）其他内分泌激素：酌情选择甲状腺激素、17- 羟孕酮等进行测定。

（三）治疗

由于 PCOS 患者临床表现的高度异质性，临床处理应根据患者的主诉、治疗需求、代谢改变，采取个体化对症治疗措施，以达到缓解临床症状、维护健康和提高生命质量的目标。

1. 调整生活方式 这也是一线治疗方案，通过饮食控制和合理运动，科学健康地达到减重目的。此外，一些行为干预包括戒烟、限酒、改变久坐不动的生活方式也很有效。

2. 调整月经周期 主要针对因排卵障碍引起月经紊乱以及自发月经周

期大于 2 个月的青春期和育龄期无生育要求的患者。根据不同年龄阶段及体内性激素水平，可考虑应用孕激素定期处理和短效 COC 等治疗方案。如无生育或避孕要求，月经周期短于 2 个月者，可观察随诊，无须用药。

3. 关注高雄激素的处理 可选择短效 COC 和螺内酯缓解高雄激素症状。

4. 调整代谢 适用于代谢异常的 PCOS 患者，通过调整生活方式、减少体脂的方案，以及口服二甲双胍、降糖药等进行代谢的调整。

5. 促进生育 针对有生育需求的 PCOS 患者，主要包括生育咨询、诱导排卵、腹腔镜卵巢打孔术以及辅助生殖技术。

6. 重视远期并发症的预防与随访管理。

7. 心理疏导以提高 PCOS 患者的生活质量。

8. 中西医结合治疗。

（四、）高催乳素血症

高催乳素血症（hyperprolactinemia）是常见的妇科内分泌疾病，指由于各种原因导致血清催乳素（PRL）水平持续高于正常值。高催乳素血症是指正常育龄期妇女两次血清 PRL 值均大于 30ng/ml，常伴有闭经、溢乳、无排卵和不孕。一般女性中的患病率约 0.4%，妇科生殖内分泌失调患者为 9% ～ 17%，高催乳素血症所致不孕占不孕症的 16.9%。有报道显示，15% 无排卵女性、43% 无排卵伴有溢乳者以及约 7% PCOS 患者有高催乳素血症。

有报道显示，25 ～ 34 岁妇女中高催乳素血症的年发病率为 23.9/10 万。继发性闭经及闭经泌乳患者中高催乳素血症分别占 10% ～ 25% 及 70% ～ 80%。高催乳素血症患者中异常泌乳约占 90%。月经正常的妇女中 5% ～ 10% 可有泌乳，月经正常伴泌乳的妇女中 27% 有高催乳素血症。

（一）病因

1. 下丘脑或邻近部位的疾病 肿瘤如颅咽管瘤、神经胶质瘤；头部外伤引起垂体柄切断；脑膜炎、结核病、组织细胞增多症或头部放疗等；下丘脑功能失调如假孕。

2. 垂体疾病 主要包括垂体腺瘤和空泡蝶鞍症。

3. 原发性甲状腺功能减退症 促甲状腺激素释放激素（TRH）水平升高引起 PRL 细胞增生，垂体可增大，约 40% 的患者血 PRL 水平升高。

4. 其他病因　包括慢性系统性疾病，如慢性肾功能不全、肝硬化和肝性脑病；神经源性疾病如胸壁疾病或乳腺慢性刺激、带状疱疹以及躯体精神应激；多发性内分泌瘤病 I 型以及部分 PCOS 和子宫内膜异位症。

5. 特发性高泌乳素血症　指血 PRL 水平轻度增高并伴有症状，但未发现任何使血 PRL 水平升高的原因。

（二）临床表现

1. 月经紊乱及不孕　高催乳素血症患者约 90% 有月经紊乱，以继发性闭经多见。

2. 异常泌乳　指非妊娠或产后停止哺乳 > 6 个月仍有乳汁分泌，发生率约 90%。

3. 肿瘤压迫症状　其他垂体激素分泌减低以及神经压迫症状如头痛、双颞侧视野缺损等。

4. 其他　雌激素水平低导致骨量丢失加速、低骨量或骨质疏松。

（三）诊断

1. 病史　详细询问患者的月经史、生育史、分娩史、手术史、服药史以及采血时的状态。

2. 体格检查　关注患者的临床症状及体征，查体时注意生殖器官萎缩程度、有无泌乳及泌乳量、有无面貌异常、肥胖、高血压和多毛。

3. 实验室检查　测定性激素六项，其他内分泌腺体功能检查包括甲状腺和肾上腺等。此外，还有一些功能检查，如兴奋试验和抑制试验。

4. 影像学检查　CT 或 MRI 检查。

5. 视野检查。

（四）治疗

1. 治疗原则　抑制高催乳素血症，恢复女性正常月经和排卵功能，减少乳汁分泌及改善其他症状。

2. 是否需要治疗

（1）垂体 PRL 大腺瘤及伴有闭经、泌乳、不孕不育、头痛、骨质疏松等表现的微腺瘤均需要治疗。

（2）仅有血 PRL 水平增高而无上述表现，可随诊观察。

3. 治疗方案

（1）垂体腺瘤无论是微腺瘤还是大腺瘤，均可首选多巴胺受体激动剂治疗，常用溴隐亭等。

（2）对于药物治疗欠佳，不能耐受药物不良反应及拒绝接受药物治疗的患者，可以选择手术治疗。

（3）放射治疗。

（4）高催乳素血症无排卵不孕患者的促生育治疗。

此外，需要关注高催乳素血症与妊娠相关的问题，包括妊娠、哺乳对催乳素瘤的影响，溴隐亭对胎儿的影响，以及妊娠期的管理。

（五）绝经综合征

绝经（menopause）是指女性月经的永久性停止，本质是卵巢功能衰竭，伴随雌激素波动性下降和缺乏导致的多种相关症状，可分为自然绝经和人工绝经。绝经综合征（menopause syndrome）是指女性在绝经前后因性激素水平波动或降低所导致的一系列躯体及精神心理症状，常伴有女性代谢性疾病的风险增加。自然绝经是指卵巢内卵泡生理性耗竭所致的绝经，人工绝经是指两侧卵巢经手术切除或放射线照射等所致的绝经，后者更容易发生绝经综合征。中国绝经女性人数庞大且不断增加，据世界卫生组织统计，中国2010年有1.6亿绝经妇女，到2030年将增长至2.8亿，我国约80%的女性存在绝经相关症状。绝经管理的理念是在缓解绝经相关症状的同时"治未病"，预防中老年女性的慢性疾病，改善其健康水平和生命质量。

（一）临床表现

1. 近期症状

（1）月经紊乱：月经周期不规则，经期持续时间长以及经量增加或减少。

（2）血管舒缩症状：主要表现为潮热出汗，严重时可影响女性的日常工作、生活和睡眠。

（3）自主神经失调症状：头痛、眩晕、心悸、失眠和耳鸣等。

（4）精神神经症状：主要表现为注意力不集中，情绪波动大，易怒、焦虑不安、抑郁、情绪低落等，也常伴有记忆力减退。

2. 远期症状

（1）绝经生殖泌尿综合征（genitourinary syndrome of menopause，GSM）：超过 50% 的绝经女性会存在该综合征，主要表现为阴道干涩、性交困难以及反复阴道感染，排尿困难、尿痛、尿急等反复发生的尿路感染。

（2）骨质疏松：50 岁女性超过半数会发生绝经后骨质疏松，通常发生在绝经后 5 ～ 10 年内。

（3）认知障碍：如阿尔茨海默病。

（4）心脑血管病变：可能与绝经后雌激素水平下降有关，绝经女性的糖脂代谢出现异常，动脉硬化、冠心病的发生风险增加。

（二）诊断

绝经是指月经的永久性停止，属回顾性临床诊断。40 岁以上女性停经12 个月，排除妊娠及其他可能导致闭经的疾病后，即可临床诊断绝经。绝经的本质是卵巢功能的衰竭，单纯子宫切除的女性，虽然不再有月经来潮，若卵巢功能未衰竭，则不属于绝经的范畴。临床上通常结合病史及临床表现进行诊断，此外，卵巢功能相关的评价指标，如血清 FSH、LH 和 E_2 水平以及 AMH 均有助于诊断。

（三）治疗

1. 一般治疗 绝经女性需要开展全面的健康管理，包括每年的健康体检、合理饮食、增加社交以及脑力活动和健康锻炼。建议多吃蔬菜水果、奶类、全谷物、大豆，适量吃鱼、禽、蛋和瘦肉，尽量做到控糖、少油、少盐、限酒、戒烟和足量饮水。每周规律有氧运动 3 ～ 5 次。

2. 激素补充治疗 绝经激素治疗（menopausal hormone therapy，MHT）是针对绝经后雌激素缺乏所带来的各种相关问题的解决方案，MHT 的本质是弥补增龄引起的卵巢功能衰竭而采取的一项治疗措施。

（1）适应证：存在绝经相关症状，包括月经紊乱，潮热、出汗，睡眠障碍，疲乏无力，情绪障碍，躯体症状等；GSM 相关症状，包括生殖道干涩、烧灼、刺激以及阴道缺乏润滑导致的性问题和疼痛等；存在骨质疏松症高危因素，低骨量，绝经后骨质疏松症及有骨折风险；过早的低雌激素状态，如早发性卵巢功能不全、下丘脑垂体闭经和手术绝经等。

（2）禁忌证：已知或可疑妊娠；原因不明的阴道流血；确诊或可疑乳腺

癌；确诊或可疑性激素依赖性恶性肿瘤；最近 6 个月内患有活动性静脉或动脉血栓栓塞性疾病；严重肝肾功能不全。

（3）慎用情况：子宫肌瘤；子宫内膜异位症及子宫腺肌病；子宫内膜增生病史；血栓形成倾向；胆石症；免疫系统疾病，如系统性红斑狼疮；乳腺良性疾病及乳腺癌家族史；癫痫、偏头痛、哮喘；血卟啉症、耳硬化症；现患脑膜瘤。

3. 非激素治疗　主要用于有治疗诉求但存在 MHT 禁忌证、暂不适合 MHT 或对 MHT 有顾虑不愿意使用者，包括中成药或植物药。

第三节　子宫内膜异位症和子宫腺肌病

一　子宫内膜异位症

子宫内膜异位症（endometriosis，EMT），简称内异症，是指子宫内膜组织（腺体和间质）在子宫腔被覆内膜及子宫以外的部位出现、生长、浸润，反复出血，从而引发疼痛、不孕及结节或包块等。内异症是育龄妇女的多发病、常见病。综合文献报道，约 10% 的育龄妇女患内异症，即全球约有 1.76 亿妇女为内异症患者；20% ～ 50% 的不孕症妇女合并内异症，71% ～ 87% 的慢性盆腔疼痛妇女患内异症。内异症是导致痛经、不孕症和慢性盆腔痛的主要原因之一，不仅对患者的生命质量产生负面影响，还对社会卫生资源造成重大负担。

（一）病因及发病机制

内异症的发生可能与遗传、免疫与炎症、环境因素等相关，但其发病机制尚未阐明，主要包括：以 Sampson 经血逆流种植为主导理论，随经血逆流至盆腔的子宫内膜腺上皮和间质细胞在该处继续生长、种植、蔓延形成盆腔内异症；在位内膜的特质起决定作用，即"在位内膜决定论"；其他发病机制包括体腔上皮化生学说、血管及淋巴转移学说以及干细胞理论等。

（二）临床表现

通常包括以下 1 种或多种。

1. 痛经，影响日常活动和生活。

2. 慢性盆腔痛。

3. 性交痛或性交后疼痛。

4. 与月经周期相关的胃肠道症状，尤其是排便痛；以及与月经周期相关的泌尿系统症状，尤其是血尿或尿痛。

5. 合并以上至少 1 种症状的不孕。

（三）诊断

1. 临床诊断

（1）具有上述临床表现中的 1 种或多种可临床诊断内异症。

（2）其他症状：侵犯特殊器官的内异症常伴有其他症状。如肠道内异症常有消化道症状，肺及胸膜内异症可出现经期咯血、气胸等。

（3）体征：通过妇科检查（双合诊和三合诊）了解盆腔情况，内异症的典型体征为子宫后倾固定、附件可扪及活动度欠佳的囊性肿块，阴道后穹窿、直肠子宫陷凹、宫骶韧带痛性结节，阴道后穹窿紫蓝色结节。

（4）影像学检查：影像学检查的敏感性因内异症的病灶部位不同而有差异。对于卵巢子宫内膜异位囊肿和深部内异症的诊断，超声检查敏感。盆腔MRI 可以协助评估累及肠道、膀胱或输尿管的深部内异症的病灶范围。

（5）生物标志物：尚无某种生物标志物可以确诊内异症。CA125 水平检测对早期内异症的诊断意义不大，其水平升高更多见于重度内异症、盆腔有明显炎症反应、合并子宫内膜异位囊肿破裂或子宫腺肌病者。

（6）其他特殊检查：可疑膀胱内异症或肠道内异症，术前应行膀胱镜或肠镜、经肠道超声检查并行活检等。

2. 手术诊断　腹腔镜手术是内异症常用的手术诊断方法，随后可通过腹腔镜手术分期和临床病理分型进行具体诊断。

（四）治疗

内异症的治疗目的是减灭和消除病灶，减轻和消除疼痛，改善和促进生育，减少和避免复发。

1. 药物治疗 治疗药物主要包括非甾体抗炎药（NSAID）、孕激素类、复方口服避孕药（COC）、促性腺激素释放激素激动剂（GnRH-a）及中药五大类。因内异症无法治愈，药物治疗应有效且安全，持续使用到绝经或计划妊娠时；计划妊娠的患者完成生育后，应尽快继续恢复药物长期管理。药物治疗以长期坚持为目标，因此要选择疗效好、耐受性好的药物。

2. 手术治疗 内异症手术治疗的目的是切除病灶，恢复解剖，促进生育。手术种类包括：①病灶切除术，即保守性手术，以腹腔镜为首选；②子宫切除术，主要适合无生育要求、症状重或复发经保守性手术或药物治疗无效，但年龄较轻希望保留卵巢内分泌功能者；③子宫及双侧附件切除术，适合年龄较大、无生育要求、症状重或复发经保守性手术或药物治疗无效者。

此外，内异症相关疼痛、卵巢子宫内膜异位囊肿、内异症合并不孕以及内异症复发等问题的治疗也值得关注和重视，需要根据不同的诊疗路径全面且有针对性地处理。

二、子宫腺肌病

子宫腺肌病（adenomyosis）是一种良性妇科疾病，其特征是子宫内膜腺体和间质侵入子宫肌层。该病多发生于 30 ～ 50 岁经产妇，约 15% 同时合并内异症，约半数合并子宫肌瘤。子宫腺肌病和子宫内膜异位症的病因不同，但均受雌激素的调节。研究表明，在 20.9% ～ 34% 的育龄妇女患者中发现了子宫腺肌病的超声证据，考虑到患者就诊时年龄小并且可能影响生育能力，因此需要更加重视。

（一）临床表现

主要表现为经量过多、经期延长和逐渐加重的进行性痛经，疼痛位于下腹正中，常于经前 1 周开始，直至月经结束，子宫腺肌病的疼痛发生率为 50% ～ 90%。有 35% 的患者无典型症状，40% ～ 50% 的患者存在月经过多，表现为连续数个月经周期中月经增多，一般大于 80ml，会影响女性身体、心理和社会等方面的生活质量。

（二）诊断

依据典型的进行性痛经和月经过多病史、妇科检查子宫均匀增大或局限性隆起、质硬且有压痛可做出初步诊断。影像学检查有一定帮助，可酌情选择，术后的病理学检查可确诊。

（三）治疗

根据患者的临床表现、年龄和生育要求确定治疗方案。目前没有根治该病的有效药物，对于症状较轻、有生育要求及近绝经期患者可用药物治疗，包括非激素药物以及激素药物。左炔诺孕酮宫内缓释系统（LNG-IUS）是目前研究最充分的治疗症状性子宫腺肌病的药物。年轻或有生育计划的子宫腺肌瘤患者，可试行病灶切除术，但术后有复发风险。对于症状严重、无生育要求或药物治疗无效者，应行全子宫切除术。而是否需要保留卵巢，则取决于卵巢有无病变和患者的年龄。

第四节　卵巢功能减退

一　早发性卵巢功能不全

早发性卵巢功能不全（premature ovarian insufficiency，POI）指女性在40岁以前出现卵巢功能减退，女性正常的自然绝经年龄是 40～50 岁，POI可认为是绝经提前，但又不是简单的自然绝经，而是一种疾病过程，其带来的健康问题值得关注和重视。

目前 POI 的发生率为 1%～4%，其发生率与种族、社会经济发展水平及患者年龄相关。

（一）病因

早发性卵巢功能不全的病因具有高度异质性，至今未被完全阐明，目前常见的病因包括遗传因素、免疫因素、感染及环境因素和医源性因素等。但仍有半数以上的 POI 患者病因不明确，称为特发性 POI。

1. 遗传因素　遗传因素占 POI 病因的 20%～25%，包括染色体异常和基因变异。具体来说，10%～13% 的 POI 患者存在染色体数量或结构异常。

研究发现，约 10% 的 POI 患者家族中有同类患者，散发性 POI 患者的染色体异常率高于家族性患者，原发性 POI 患者染色体异常率则显著高于继发性 POI 患者。

2. 免疫因素　自身免疫因素在 POI 患者中占 5%～30%，但自身免疫启动的具体机制仍然不清楚。POI 患者相关的临床自身免疫性疾病的患病率为 10%～55%，其中，甲状腺疾病最常见，12%～40% 的患者甲状腺抗体阳性，约 10% 的 Addison 病患者有 POI，而 2.5% 的 POI 患者表现出肾上腺自身免疫抗体阳性。总体来说，一部分 POI 的发生是由于自身免疫系统的异常激活，而这种异常激活可能与遗传或环境因素有关。

3. 感染及环境因素　已明确的由于感染因素导致 POI 的较少见，如腮腺炎并发的卵巢炎，占 POI 患者的 2%～8%。众所周知，吸烟或被动吸烟均会影响卵巢功能，烟草暴露会导致卵巢内促凋亡现象增加，出生时和成年期的卵泡数量减少，也就意味着会对女性的生育能力造成损伤。而长期接触环境毒物，如有机化合物（双酚 A、全氟类化合物等）和杀虫剂等也会损害生育能力，这些毒物通过影响卵巢功能，导致 POI 发生。此外，不健康的心理状态、不合理的饮食习惯以及不规律的生活作息等，都可能增加 POI 发生的风险。

4. 医源性因素　医源性因素是指因为医学诊疗方式所导致的卵巢功能损伤甚至衰竭。常见的医源性因素包括卵巢手术、放疗和化疗。手术可能引起卵巢组织缺损或局部炎症、影响卵巢血液供应进而导致 POI 发生；化疗药物会影响卵泡的发育与成熟，使卵泡耗竭加快，导致皮质纤维化以及血管损伤而影响卵巢正常功能，其对卵巢功能的损害与药物的种类、剂量及患者治疗时的年龄有关；放疗对卵巢功能的损害程度取决于照射剂量、照射部位及患者治疗时的年龄。总的来说，患者年龄越大，其卵巢储备越少，对化疗药物的毒性作用越敏感，对放疗的耐受性也越差，越容易发生 POI。

（二）临床表现

POI 患者最常见的临床表现是月经紊乱和低雌激素症状，类似更年期的表现。

一般来说，最先出现的常常是月经的改变，很多女性会表现为月经周期不规律、月经量减少、月经稀发甚至闭经等，少数女性可能发生无明显诱因的月经突然终止。需要注意的是，其中一部分为原发性闭经，即年龄超过 14 岁没有乳房发育、年龄超过 16 岁月经仍未来潮。当然，也有部分患者是因为受孕困难前来就诊，其实在 POI 初期，患者可有偶发排卵，仍然有 5%～10% 的妊娠机会，但自然流产和胎儿染色体畸变的风险增加。

还有部分患者会有潮热出汗等低雌激素的表现，如阵发性胸背部和颈面部燥热进而大量出汗等。另有部分女性还会出现阴道干涩、性欲减退以及性交痛等不适。此外，POI 患者因不同的原因还会出现一些伴随症状，如骨量减少和骨质疏松是 POI 的严重并发症，该类患者可伴有全身酸痛、骨痛等不适。POI 也与心脑血管疾病发生风险升高相关，随着雌激素水平的下降，患者可能出现心悸、情绪和认知功能改变等表现，患冠心病和脑卒中的风险也会增加。

（三）诊断

中华医学会妇产科学分会绝经学组（2016）及内分泌学组（2017）分别制定了 POI 临床诊疗与激素补充治疗的专家共识，建议 POI 的诊断标准为：①年龄＜ 40 岁；②月经稀发或停经至少 4 个月以上；③至少 2 次血清基础卵泡刺激素（FSH）＞ 25U/L（间隔＞ 4 周）。

（四）治疗

针对不同年龄阶段的 POI 患者，应根据其需求制定个体化治疗方案。对于青春期的 POI 患者，可给予"青春期诱导"方案以促进患者第二性征发育和骨量的积累，此外，通过用药让患者月经来潮，保护生殖功能的同时也积极改善其性心理状态。而对于生育年龄的 POI 患者，主要是改善低雌激素症状、预防骨质疏松，有生育要求者行助孕治疗，有条件者行赠卵的体外受精 - 胚胎移植（IVF-ET）。对于 POI 患者，治疗的目的是提高近远期生活质量，具体包括以下几方面。

1. 生活方式调整，遗传咨询，心理疏导。

2. 激素补充治疗（hormone replacement therapy，HRT） 不仅可以缓解全身低雌激素症状，而且对于心血管和骨骼益处很多。除了因特殊疾病等原因不适合进行全身 HRT 患者，外源性雌孕激素的补充是 POI 患者首选的治疗方案。

3. 非激素治疗 适用于存在 HRT 禁忌证、暂时不愿意或者暂时不宜接受 HRT 的 POI 患者，可以选择其他非激素制剂来缓解低雌激素症状，比如植物雌激素和中医药等。同时，重视骨质疏松的防治，注意补钙，预防骨质疏松性骨折的发生。

4. 生育支持　包括辅助生殖技术治疗和生育力保存，赠卵体外受精 - 胚胎移植（IVF-ET）是 POI 患者解决生育问题的可选途径。生育力保存适用于 POI 高风险人群或医源性因素损伤卵巢功能的女性，可根据患者的意愿、年龄和婚姻情况，选择合适的生育力保存方法。

5. 其他治疗方法　主要是干细胞治疗，这可能为 POI 患者带来新的希望，目前用于 POI 治疗的干细胞主要包括间充质干细胞、胚胎外组织干细胞、诱导多能干细胞和卵巢干细胞。

二、卵巢储备功能减退

卵巢储备（ovarian reserve，OR）是指女性卵巢中含有的原始卵泡数量，对女性的生育能力至关重要。随着年龄的增加，女性的卵巢储备逐渐减少，生育能力也逐渐下降，这是一种正常的生理现象，称为卵巢储备功能减退（diminished ovarian reserve，DOR）。DOR 是由于卵母细胞的数量减少和 / 或质量下降，导致卵巢功能不全，引起生育能力下降，同时伴随着抗米勒管激素（AMH）水平降低、窦卵泡数（antral follide count，AFC）减少和基础 FSH 水平升高。DOR 可以分为两类：与高龄相关的生理性 DOR 和与年龄不相符的病理性 DOR。

大约 10% 的女性可能会由于各种原因导致卵巢储备过早下降，大于 40 岁的女性群体中，DOR 的发病率可能已超过 50%。但由于现阶段医学上对 DOR 的定义不一致，人群中的 DOR 患病率为 10% ～ 35%。此外，由于目前临床上检测卵巢储备功能的方法还不够精准，并且 DOR 存在隐匿性和渐变性，导致 DOR 的发现和诊断常常被延迟，因而 DOR 的实际患病率可能更高。随着社会和经济的发展，女性晚婚和推迟生育的情况越来越多，我们应当更加关注女性的生育问题，如果能够早期发现卵巢储备功能减退，也就有更多机会通过及时的治疗来解决高龄女性的生育难题。

（一）病因

目前，DOR 的病因尚不明确，但一些危险因素可能增加 DOR 的发生风险，包括年龄、遗传因素、医源性因素、自身免疫因素、感染因素、环境因素和社会心理因素。

1. 年龄 随着年龄的增长，卵巢的储备功能逐渐下降，当女性接近围绝经期时，将达到生理性 DOR。

2. 遗传因素 病理性 DOR 与家族遗传倾向有关，尤其是性染色体异常的家族中更明显。此外，基因的多态性、基因突变、表观遗传因素和染色体易位都可能导致病理性 DOR 发生。

3. 医源性因素 生殖系统手术史、放化疗的病史等都可能对卵巢造成损伤，进而导致 DOR。

4. 自身免疫因素 某些自身免疫性疾病、自身抗体异常以及细胞免疫失衡等情况也可能影响卵巢储备，促使 DOR 发生。

5. 感染因素 细菌和病毒感染可能引起卵巢炎，导致卵泡数量和 / 或质量下降，从而发生 DOR。

6. 环境因素 环境因素也可能对卵巢造成伤害，如环境污染、毒物接触、电力及电磁辐射和吸烟等都可能影响卵巢功能。

7. 社会心理因素 随着现代社会压力的增加，生活节奏的加快，育龄期女性长期处于紧张焦虑的工作和生活状态中，可能影响卵巢功能，进而引发 DOR。

（二）临床表现

DOR 患者可能出现以下一种或多种临床表现。首先是生育力下降，DOR 患者可能不容易受孕，孕期可能发生早期流产和反复流产等。DOR 初期仍有自发排卵，但患者每月的妊娠概率由正常女性的 20%～25% 下降为 5%～10%，而且容易出现自然流产和胎儿染色体畸变。其次表现为月经紊乱，DOR 患者一般来说月经比较规律，但也可能出现各种月经异常情况，如月经稀发或频发、经期延长或缩短、闭经和经量时多时少等。此外，DOR 患者还会有雌激素波动或低雌激素的相关表现，类似更年期症状，包括潮热出汗、阴道干涩与灼热感、性欲下降、骨质疏松、情绪障碍和认知功能改变以及心血管相关症状等，但一般症状不明显。

（三）诊断

现阶段，主要依靠对卵巢储备功能的评价来诊断 DOR，目前临床上尚无 DOR 的统一诊断标准。建议使用 AMH、AFC、基础 FSH 同时结合年龄因素，对卵巢储备功能进行综合评估。

1. **AMH**　AMH＜1.1ng/ml 提示 DOR。
2. **AFC**　两侧卵巢 AFC＜5 枚，提示 DOR。
3. **基础 FSH**　连续两个月经周期的基础 FSH ≥ 10IU/L 提示 DOR。
4. **年龄**　35 岁以上的女性如果积极试孕超过 6 个月仍未成功妊娠，需要进行卵巢储备功能评估检测。

（四）治疗

目前，关于 DOR 的治疗国内外尚未达成共识，现有的治疗方法大多依据医生的临床经验。主要治疗原则是，鼓励女性适龄婚育，即在最佳的生育年龄怀孕、完成生育目标，提高生活质量。对于有生育要求、明确诊断 DOR 相关不孕的女性，建议尽快进行相关治疗。具有高龄、遗传、医源性等 DOR 高危因素的女性，推荐评估卵巢储备功能，有条件者建议考虑提前进行生育力保存。

与此同时，一般的保健指导包括：提倡健康的生活方式、控制理想的体质量、做好心理疏导以及注意避孕和性健康。对于有生育需求的 DOR 女性，建议尽快进行相关助孕指导及治疗。另外，中医药治疗（包括针灸）和激素补充治疗效果也很好。当然，还有一些其他治疗，比如体外卵巢激活技术和骨髓干细胞输注等，可能对于促进卵巢再生和卵泡发育也有帮助，但目前循证证据还不充足。

第五节　流　　产

胚胎或胎儿尚未具有生存能力而妊娠中止，称为流产（abortion，miscarriage）。我国将妊娠未达到 28 周、胎儿体重不足 1 000g 而终止者，称为流产。发生在妊娠 12 周前者，称为早期流产；发生在妊娠 12 周或之后者，称为晚期流产。

流产分为自然流产和人工流产。自然流产是妇产科最常见的妊娠并发症之一，育龄期女性发生 1 次自然流产的风险约为 10%。人工流产是指在妊娠 24 周之前，通过人为方式终止妊娠，可分为药物流产和手术流产。人工流产只是一种非意愿妊娠的补救措施，并非积极的避孕方法。

一、先兆流产

（一）定义及临床表现

先兆流产（threatened abortion）指妊娠 28 周先出现少量阴道流血，多为暗红色或血性白带，无妊娠物排出，随后出现阵发性下腹痛或腰背痛。

（二）诊断

根据病史及临床表现大多可以确诊。妇科检查发现宫颈口未开，胎膜未破，子宫大小与停经周数相符。辅助检查中，盆腔超声可以明确妊娠的位置、形态及有无胎心搏动，确定妊娠部位和胚胎是否存活。妊娠 8 周前经阴道超声检查更为准确。此外，人绒毛膜促性腺激素（human chorionic gonadotrop，hCG）的动态监测对于诊断具有一定的参考价值，血孕酮水平由于波动较大，反复测定对临床指导意义不大。

（三）处理

先兆流产患者需要适当休息，禁止性生活及剧烈运动。黄体功能不全者可口服孕激素或肌内注射黄体酮；甲状腺功能减退者可口服小剂量甲状腺片。经休息及治疗后，若阴道流血停止，超声检查提示胚胎存活，可继续妊娠。若临床症状较重，超声检查发现胚胎发育不良，血 hCG 持续不升或下降，表明流产不可避免，应终止妊娠。

二、复发性流产

关于复发性流产（recurrent spontaneous abortion，RSA）的定义，美国生殖医学学会的标准是 2 次或 2 次以上妊娠失败。英国皇家妇产科医师协会（Royal College of Obstetricians and Gynecologists，RCOG）定义为与同一性伴侣连续发生 3 次或 3 次以上并于妊娠 24 周前的胎儿丢失。我国通常将 3 次或 3 次以上在妊娠 28 周之前的胎儿丢失称为复发性流产，但大多数专家认为，连续发生 2 次流产即应重视并进行评估，因其再次发生流产的风险与 3 次者相近。

（一）病因

RSA 的病因比较复杂，主要包括遗传因素、解剖因素、内分泌因素、感染因素、免疫功能异常、血栓前状态、孕妇全身性疾病以及环境因素等。不同妊娠阶段的 RSA，其病因有所不同。妊娠 12 周以前的早期流产多由遗传因素、内分泌异常、生殖免疫功能紊乱及血栓前状态等所致；妊娠 12 ～ 28 周之间的晚期流产且出现胚胎停止发育者，多见于血栓前状态、感染、妊娠附属物异常和严重的先天性异常。晚期流产但胚胎组织新鲜，甚至娩出有生机儿，多数是由于子宫解剖结构异常所致，如宫颈机能不全、生殖道感染或胎盘因素等。

（二）处理

1. 解剖结构异常

（1）宫颈机能不全：子宫颈环扎术是治疗宫颈机能不全的主要手段，可以有效预防妊娠 34 周前的早产。

（2）先天性子宫发育异常：目前，尚无手术治疗子宫畸形对改善妊娠结局的相关随机对照试验研究，尚无充分证据支持子宫纵隔切除术可以有效预防 RSA 患者再次流产。

（3）其他子宫病变：如宫腔粘连、子宫黏膜下肌瘤等疾病，由于宫腔形态发生改变而不利于受精卵的着床和生长发育，也是导致 RSA 的因素。

2. 血栓前状态 尽管使用低分子肝素防治 RSA 后活产率有上升趋势，但目前尚无足够的证据表明有血栓前状态的早期 RSA 妇女常规应用低分子肝素可以改善妊娠结局。

3. 染色体异常 夫妇染色体核型分析发现有染色体重排者（如染色体易位）应进行遗传咨询，为其提供再次妊娠发生染色体异常的发生率情况以及临床上的选择。

4. 内分泌异常 如甲状腺功能亢进、临床甲状腺功能减退症以及亚临床甲状腺功能减退症、糖尿病等患者，应该在孕前及孕期积极监测并治疗。

5. 感染 生殖道感染与晚期 RSA 及早产密切相关，因此，建议在孕前常规对阴道分泌物进行检查。

6. 免疫功能紊乱 应根据患者免疫功能紊乱的类型进行针对性治疗，

如自身免疫功能紊乱中的抗核抗体阳性、抗甲状腺抗体阳性等，以及同种免疫功能紊乱，如封闭抗体缺乏以及 NK 细胞数量及活性升高。

（吴　洁　曹金翔）

参考文献

[1]　陈子江 . 生殖内分泌学 [M]. 北京：人民卫生出版社，2016.

[2]　谢幸，孔北华，段涛 . 妇产科学 [M]. 9 版 . 北京：人民卫生出版社，2018.

[3]　中华医学会妇产科学分会妇科内分泌学组 . 异常子宫出血诊断与治疗指南（2022 更新版）[J]. 中华妇产科杂志，2022，57（7）：481-490.

[4]　FRASER I S, CRITCHLEY H O, BRODER M, et al. The FIGO recommendations on terminologies and definitions for normal and abnormal uterine bleeding[J]. Semin Reprod Med, 2011, 29(5): 383-390.

[5]　MUNRO M G, CRITCHLEY H O D, FRASER I S, et al. The two FIGO systems for normal and abnormal uterine bleeding symptoms and classification of causes of abnormal uterine bleeding in the reproductive years: 2018 revisions[J]. Int J Gynaecol Obstet, 2018, 143(3): 393-408.

[6]　MUNRO M G, CRITCHLEY H O, FRASER I S, et al. The FIGO classification of causes of abnormal uterine bleeding in the reproductive years[J]. Fertil Steril, 2011, 95(7): 2204-2208.

[7]　MARNACH M L, LAUGHLIN-TOMMASO S K. Evaluation and management of abnormal uterine bleeding[J]. Mayo Clin Proc, 2019, 94(2): 326-335.

[8]　CLARK T J, STEVENSON H. Endometrial Polyps and Abnormal Uterine Bleeding (AUB-P): What is the relationship, how are they diagnosed and how are they treated? [J]. Best Pract Res Clin Obstet Gynaecol, 2017(40): 89-104.

[9]　LORING M, CHEN T Y, ISAACSON K B. A systematic review of adenomyosis: it is time to reassess what we thought we knew about the disease[J]. J Minim Invasive Gynecol, 2021, 28(3): 644-655.

[10]　KHO K A, CHEN J S, HALVORSON L M. Diagnosis, evaluation, and treatment of adenomyosis[J]. JAMA, 2021, 326(2): 177-178.

[11]　子宫肌瘤的诊治中国专家共识专家组 . 子宫肌瘤的诊治中国专家共识 [J]. 中华妇产科杂志，2017，52（12）：793-800.

[12] CHEN L M, BLANK S V, BURTON E, et al. Reproductive and hormonal considerations in women at increased risk for hereditary gynecologic cancers: Society of Gynecologic Oncology and American Society for Reproductive Medicine Evidence-Based Review[J]. Fertil Steril, 2019, 112(6): 1034-1042.

[13] LU K H, BROADDUS R R. Endometrial cancer[J]. N Engl J Med, 2020, 383(21): 2053-2064.

[14] 排卵障碍性异常子宫出血诊治路径共识专家组，中华预防医学会生育力保护分会生殖内分泌生育保护学组. 排卵障碍性异常子宫出血诊治路径 [J]. 生殖医学杂志，2020，29（6）：703-715.

[15] 中华医学会妇产科学分会妇科内分泌学组. 排卵障碍性异常子宫出血诊治指南 [J]. 中华妇产科杂志，2018，53（12）：801-807.

[16] 中华医学会妇产科学分会内分泌学组及指南专家组. 多囊卵巢综合征中国诊疗指南 [J]. 中华妇产科杂志，2018，53（1）：2-6.

[17] 中华医学会妇产科学分会内分泌学组. 女性高催乳素血症诊治共识 [J]. 中华妇产科杂志，2016，51（3）：161-168.

[18] 中华医学会妇产科学分会绝经学组. 中国绝经管理与绝经激素治疗指南 2023 版 [J]. 中华妇产科杂志，2023，58（1）：4-21.

[19] 中国医师协会妇产科医师分会，中华医学会妇产科学分会子宫内膜异位症协作组. 子宫内膜异位症诊治指南（第三版）[J]. 中华妇产科杂志，2021，56（12）：812-824.

[20] The SOGC Clinical Practiceegynaecology Committee. Guideline No.437: Diagnosis and Management of Adenomyosis[J]. J Obstet Gynaecol Can, 2023, 45(6): 417-429.

[21] European Society for Human Reproduction and Embryology (ESHRE) Guideline Group on POI, WEBBER L, DAVIES M, et al. ESHRE Guideline: management of women with premature ovarian insufficiency[J]. Hum Reprod, 2016, 31(5): 926-937.

[22] 陈子江，田秦杰，乔杰，等. 早发性卵巢功能不全的临床诊疗中国专家共识 [J]. 中华妇产科杂志，2017，52（9）：577-581.

[23] 卵巢储备功能减退临床诊治专家共识专家组，中华预防医学会生育力保护分会生殖内分泌生育保护学组. 卵巢储备功能减退临床诊治专家共识 [J]. 生殖医学杂志，2022，31（4）：425-433.

[24] 中华医学会妇产科学分会产科学组. 复发性流产诊治的专家共识 [J]. 中华妇产科杂志，2016，51（1）：3-9.

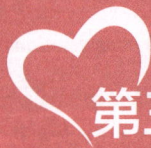

第三章 ·
生育力的影响因素 ·

第一节　年龄对生育力的影响

影响女性生育力的因素非常复杂，包括生育年龄、生育间隔、肥胖、遗传、意外妊娠与人工流产、环境影响与生活方式等，其中，年龄是影响女性生育力最主要的生理因素。生育年龄是人类个体具有生育能力的年龄期限，是生殖器官成熟至衰退的时期。

一、生育年龄后延

女性由于受教育水平的提高和时间延长、晚婚晚育、社会经济压力、有效避孕措施的应用等原因，生育年龄的推迟已成为全球趋势。

（一）生育力下降的年龄分布

早期多个国家100余年的观察发现，尽管生育水平不同，但生育力下降的年龄模式非常相似，与20～24岁女性相比，25～29岁女性的生育率平均下降6%，30～34岁女性下降14%，35～39岁女性下降31%，此后下降幅度更大。近期一项纳入960名女性尝试自然受孕的前瞻性研究结果表明，与30～31岁年龄组相比，34～35岁、36～37岁、38～39岁、40～41岁、42～44岁组生育力分别下降14%、19%、30%、53%和59%；32～33岁与30～31岁年龄组女性生育力相似。2017—2020年包括847对连续入组的夫妇前瞻性分析同样表明，卵巢储备随年龄而变化，呈负相关。

（二）女性年龄增加与不孕的风险

经典的关于女性年龄对生育能力影响的研究显示，未采取避孕措施而未妊娠妇女的百分比随着女性年龄增加而逐渐升高，其中 20～24 岁已婚妇女中不孕症发生率为 6%，25～29 岁为 9%，30～34 岁为 15%，35～39 岁为 30%，40～44 岁为 64%。

（三）女性年龄变化与妊娠结局

女性妊娠能力下降的同时自然流产率升高，死胎发生率增加，活产率降低。美国 1999 年辅助生殖技术（assisted reproductive technology，ART）年度报告显示，获得临床妊娠（超声下见到卵黄囊）却无活产的百分比随着女性年龄的升高而升高：女性年龄＜35 岁为 14%，35～37 岁为 19%，38～40 岁为 25%，40 岁以上高达 40%。根据 2007 年美国疾病预防控制中心（CDC）报告，38 198 个 ART 临床妊娠周期的流产率与年龄密切相关：女性年龄＜35 岁流产率为 14%，40 岁为 28%，44 岁为 59%。2016 年美国 CDC 报告辅助生殖协会（SART）数据，2013 年美国 467 个生殖中心共 190 773 个周期，随着年龄增大，尤其在 35 岁以后，流产率显著增加；≤35 岁人群平均流产率为 10%，而至 44 岁可高达 65%；每个起始周期活产率在＜35 岁人群为 40.1%，而＞42 岁人群仅 4.5%；每移植周期活产率在＜35 岁人群为 47.7%，而＞42 岁患者仅 7.3%。即使近 10 年来体外受精（IVF）治疗方案有改变和更新，但其对流产率的影响很小。

二　高龄导致女性生育力下降

正常情况下，随着年龄增加，女性卵巢中的卵泡通过闭锁过程自发性、渐进性减少并耗竭。绝经是卵巢功能衰竭的标志，正常女性平均绝经年龄为 50 岁。高龄导致女性生育力下降的主要原因是卵巢衰老，主要表现在卵母细胞数量减少和质量降低，以及子宫内膜容受性下降。卵巢中卵母细胞的数量自出生后就持续下降，到育龄期每个月经周期卵母细胞数量减少约 1 000 个，35 岁后加速下降，至绝经期前 8 年生育力已基本丧失。卵母细胞质量降低通常表现为减数分裂时染色体分离障碍，以形成胚胎染色体非整倍体发生率和自然流产率显著升高为特征。不同年龄段组（20～34 岁、35～39 岁、

40～47 岁）患者胚胎染色体非整倍体发生率分别为 4%、9.4% 和 37.2%。

三、高龄生育的风险

随着女性年龄的增长，卵巢内卵泡数量减少，机体抗氧化能力逐渐下降，影响卵母细胞的质量，使得胚胎染色体异常、胚胎停育、自然流产以及妊娠并发症及出生缺陷等发生风险升高。

1. 对女性健康的影响 高龄也会导致子宫肌瘤、卵巢囊肿、宫颈病变、内分泌紊乱、子宫内膜异位症甚至恶性肿瘤的发生风险增加等，这些疾病通过影响生殖道解剖结构及宫腔内环境，最终降低子宫内膜容受性，影响胚胎着床，增加流产率及孕产期并发症的发生风险。高血压、糖尿病、心血管疾病等与年龄相关的慢性病对母婴的健康也会造成不良影响，导致妊娠并发症、产科并发症发生率上升。

Sheen 等开展的一项回顾性队列研究结果发现，45 岁及以上女性剖宫产、先兆子痫、产后出血、妊娠糖尿病、血栓形成及子宫切除术等妊娠期并发症的发生风险增加。日本一项纳入 365 417 名妇女的多中心横断面研究结果提示，与年轻妇女相比，产妇年龄 ≥ 45 岁时剖宫产、子痫前期、前置胎盘等发生风险增加。

2. 子代可能面临的健康风险 意大利回顾性队列研究结果表明，当产妇年龄 > 40 岁时，早产、剖宫产、胎儿异常表现和胎儿侧脑室周围白质软化症（PVL）发生风险增加。埃塞俄比亚一项横断面研究结果提示，高龄产妇发生低出生体重、早产和低 Apgar 分数比例等围生期不良结果的风险更高。美国得克萨斯州的研究也显示，与分娩年龄 35～39 岁者相比，40～59 岁者产后出血、胎龄小、胎儿宫内死亡风险更高。

四、低龄生育对母婴健康的影响

早育的不良结局包括对母亲的健康影响和对子代的影响。大量文献揭示了首次生育时间与女性生育风险的关系，以及与低出生体重和新生儿死亡风险的关系。

1. 对女性健康的影响 从目前获得的文献看，多个研究认为生育年龄 < 20 岁为生育年龄过低。20 岁之前的首次生育会影响女性未来的健康并增

加孕产妇死亡。世界卫生组织（WHO）一项涉及 29 个国家的研究，纳入 124 446 名 ≤ 24 岁的年轻母亲作为研究对象，结果表明：与 20 ~ 24 岁者相比，10 ~ 19 岁年轻母亲发生子痫、产褥期子宫内膜炎、系统性感染等疾病的风险相对较高，年龄越小，相关疾病发生风险越大。其中年龄 ≤ 15 岁的年轻母亲发生子痫、产褥期子宫内膜炎和系统性感染的风险分别是 20 ~ 24 岁者的 3.18 倍、5.52 倍和 1.20 倍。

2. 子代可能面临的健康风险　意大利一项纳入 22 933 名产妇的回顾性队列研究结果显示：产妇年龄 < 17 岁是 3 级或 4 级新生儿颅内出血的独立危险因素。关于青少年母亲的研究结果表明：与 20 ~ 24 岁者相比，10 ~ 19 岁年轻母亲生出低出生体重儿、早产和严重新生儿状况的风险较高。美国一项横断面研究发现，将女性分娩年龄分为 6 组：15 ~ 17 岁、18 ~ 24 岁、25 ~ 29 岁、30 ~ 34 岁、35 ~ 39 岁和 ≥ 40 岁，其中，女性分娩年龄为 15 ~ 17 岁时新生儿死亡风险最高，分娩年龄 < 20 岁时早产风险增加。

五、女性年龄对体外受精 / 胚胎移植（IVF-ET）后妊娠结局的影响

在 IVF 周期中，< 35 岁的女性自然流产率约为 13%，而 > 44 岁的女性自然流产率高达 54%。卵母细胞质量下降的原因复杂，可能与氧化应激、线粒体功能下降、端粒长度变短和端粒酶活性下降有关。

2023 年 Adebayo 等探讨女性年龄对 IVF-ET 后妊娠结局的影响。在尼日利亚阿布贾的尼萨生育和遗传中心对 266 名接受 IVF-ET 治疗的妇女开展前瞻性研究，总妊娠率为 39.1%。患者的年龄范围为 26 ~ 43 岁［平均年龄（33.9 ± 2.41）岁］，平均每个患者的胚胎移植次数为 2.2 次。30 岁以下妇女的妊娠率为 69.4%，30 ~ 34 岁、35 ~ 39 岁和 40 ~ 43 岁患者的临床妊娠率分别为 52.6%、24.7% 和 9.4%（$P < 0.000\ 1$）。34 岁以上女性 IVF-ET 的成功率显著降低，高龄女性辅助生育的临床效果明显降低。应向妇女提供与年龄有关的不孕症风险咨询，并尽早转诊至生育中心。

2020 年一项 meta 分析表明了女性年龄的增加与女性生育能力下降的相关性，明确了年龄的增加对生育结果的影响。研究认为，应鼓励参加生育服务的妇女在等待治疗开始时进行自然受孕，如果治疗失败，亦应进行自然受孕。研究结果可能有助于妇女咨询，特别是针对不明原因的不孕症患者。

年龄是无法改变的影响女性生育能力的重要因素，美国妇产科医师学

会及美国生殖医学会专家共识提出，对于有生育要求的女性，应加强健康教育，提高其年龄对生育力影响的认知；倡导女性在最佳的生育年龄生育；35 岁以上试孕失败的女性应该得到快速的不孕症检查并接受助孕治疗以改善生育力。

（李 瑛 周 健）

第二节　生育间隔对生育力的影响

生育间隔（inter-pregnancy interval，IPI）即两次生育间隔时间，通常指前一次分娩后到下次妊娠前的间隔时间。为了减少孕产妇、围产期和婴儿不良结局的风险，WHO 建议从前一次活产到随后的妊娠的生育间隔至少为 24 个月，实际上，这相当于 33 个月的生育间隔。较短的 IPI 与不良妊娠结局高度相关，孕产妇、婴儿、儿童死亡风险升高；妊娠并发症和产科并发症风险升高，如早产、前置胎盘、胎盘早剥和胎膜早破、产后出血、先兆子痫等；胎儿生长发育异常，如低出生体重、小胎龄、发育迟缓、低 Apgar 评分和出生缺陷风险升高。长 IPI（＞60 个月）则是早产、先兆子痫、妊娠糖尿病和足月低体重出生的重要影响因素。

一　不同地区女性的生育间隔状况

短 IPI 对社会经济、孕产妇和儿童健康造成负面影响，已成为一个普遍的公共卫生问题。由于各国社会经济发展情况不同，各国短 IPI 对女性生育力的影响也不尽相同。

美国国家卫生统计报告显示：2017—2019 年美国 IPI ＜18 个月所占比例为 26.6%，较 2015—2017 年（33.8%）有所下降。

中国一项多胎人群研究数据显示，目前我国 IPI 为＜12 个月、12～23 个月、24～59 个月、＞60 个月和 ≥120 个月的比例分别为 4.3%～9%、13.4%、39.5%、33.1%、9.7%，提示我国除了控制短 IPI 以外，还需要关注长 IPI 的问题。

印度全国家庭健康调查（National Family Health Survey，NFHS）结果显示：印度 IPI ＜ 12 个月、12 ～ 17 个月、18 ～ 23 个月的比例分别为 34% ～ 38%、25% ～ 27%、17%，短 IPI 问题严重。

2021 年日本 Kanami 等报告的数据分析表明：短 IPI（＜ 6 个月）占 2.9%，超长 IPI（IPI ≥ 120 个月）占 2.4%。

二、生育间隔对女性生育力影响可能的原因

1. 母体营养消耗　维持母亲和胎儿需求之间的平衡需要充足的营养供应。供应不足将导致一种生物竞争状态，在这种状态下，母亲和胎儿的健康都处于危险之中。由于没有足够的时间从前一次怀孕时的生理压力中恢复，连续的怀孕和哺乳会使母亲的营养状况恶化。

2. 叶酸缺乏　Manon 等研究认为，短 IPI 后不良妊娠结局的风险可能归因于母体叶酸资源的补充不足。在不服用叶酸补充剂的孕妇中，孕妇血清和红细胞中叶酸的浓度从怀孕第 5 个月开始下降，并在产后几个月内保持较低水平。在母乳喂养的妇女中，母体叶酸储备在分娩后仍在流失。

3. 短生育间隔可能增加胎盘早剥与早产风险　短 IPI 可能干扰产后子宫内膜血管重塑的正常过程，随后子宫胎盘灌注不足，从而增加胎盘早剥和前置胎盘的可能性。基于对生育间隔和围产期不良结局的 meta 分析显示：生育间隔短于 18 个月与早产风险增加有关。怀孕后生殖组织恢复肌肉张力的时间不足，可能会导致下一次妊娠结束时宫颈机能不全的发生率增加，从而导致早产发生率上升。子宫颈机能不全即子宫颈在没有宫缩或分娩的情况下无法保持妊娠。观察分娩后宫颈胶原的浓度发现：在自然分娩后 12 个月，宫颈组织中的胶原蛋白浓度随月份增加而增加，提示子宫颈在自然分娩后 12 个月才恢复正常，并认为较低的宫颈胶原蛋白浓度可以解释短生育间隔与早产之间的关系。

4. 长生育间隔可能与不良妊娠结局和难产的风险增加有关　长 IPI（＞ 60 个月）与不良妊娠结局的风险增加有关，如早产、低出生体重、胎龄小。长 IPI 也可致难产风险增加。一项大型横断面研究结果显示，分娩难产的风险与生育间隔有关并存在剂量 - 效应关系。妊娠可以帮助母亲获得生育支持能力（如增加子宫血流量和生殖系统的其他生理和解剖学改变适应）。分娩后，这些能力可能会逐渐下降。如果生育间隔时间过长，母亲的生理特

征可能会变得与初孕妇女相似。

三 **生育间隔对母体健康的影响**

1. 先兆子痫 Jing 等对 9 552 名女性的调查结果显示：与 IPI 为 18～23 个月组的妇女相比，IPI ＞ 59 个月的妇女发生先兆子痫［比值比（*OR*）＝ 1.83，95% 置信区间（*CI*）：1.72～1.94］和子痫（*OR* ＝ 1.80，95%*CI*：1.38～2.32）的风险显著增加。

Gebremedhin 等对 1980—2015 年在西澳大利亚州连续生育过两次的所有母亲（*n* ＝ 169 896）进行的队列研究显示：年龄 ＞ 35 岁的母亲中，长 IPI 组（＞ 60 个月）较 IPI 为 18 个月组先兆子痫风险增加［相对危险度（*RR*）＝ 2.19，95%*CI*：1.14～4.18］，而 30～34 岁组母亲先兆子痫风险略低（*RR* ＝ 1.43，95%*CI*：1.10～1.84）。20 岁以下的母亲 IPI 为 12 个月时先兆子痫的风险较 18 个月组低（*RR* ＝ 0.74，95%*CI*：0.57～0.96），但 35 岁或以上的母亲风险没有降低（*RR* ＝ 0.62，95%*CI*：0.36～1.07）。按照母亲年龄分层的结果对最佳 IPI 的"一刀切"建议提出了挑战，可能需要更有针对性的计划生育咨询方法来改善健康。

2. 贫血 Agrawal 等对印度 2019 年 7 月—2020 年 6 月在乔治国王医科大学妇产科分娩的 4 812 名女性开展的研究发现：长 IPI 组（≥ 60 个月）妇女较 IPI 为 6～24 个月组妇女发生贫血的风险升高（*OR* ＝ 1.45）。

3. 妊娠糖尿病 Chou 等对 2016—2018 年美国 570 万名单胎活产的孕妇进行回顾性队列研究，结果显示：与 IPI 为 18～23 个月组的参考数据相比，IPI 为 6～11 个月和 12～17 个月组发生妊娠糖尿病（gestational diabetes mellitus，GDM）的风险显著增加［校正 *OR*（*aOR*）＝ 1.05，95%*CI*：1.03～1.07；*aOR* ＝ 1.02，95%*CI*：1.01～1.03］。IPI 越长，GDM 的风险越高（36～47 个月组 *aOR* ＝ 1.10，95%*CI*：1.05～1.08；48～59 个月组 *aOR* ＝ 1.11，95%*CI*：1.09～1.13；60～71 个月组 *aOR* ＝ 1.14，95%*CI*：1.12～1.16；≥ 72 个月组 *aOR* ＝ 1.31，95%*CI*：1.30～1.33）。进一步说明短 IPI 和长 IPI 均会增加孕妇患 GDM 的风险，GDM 筛查指南可能需要重新评估和更新，将较长的 IPI（＞ 36 个月）作为目前推荐的 24 周胎龄之前进行早期筛查的危险因素。

Agrawal 等对印度 2019 年 7 月—2020 年 6 月在乔治国王医科大学妇产

科分娩的4 812名女性进行研究发现：长IPI组（≥60个月）妇女较IPI为6～24个月组发生GDM的风险升高（$OR = 2.19$）。

4. 妊娠高血压　对印度4 812名女性进行研究发现：短IPI（＜6个月）组妇女较IPI为6～24个月组妊娠期高血压的风险有所升高（$OR = 1.86$）。

Rozario等对2018年美国生命统计出生数据（$n = 1\ 046\ 350$）进行横断面研究分析后发现，调整潜在混杂因素后，IPI和孕前体质指数（BMI）与妊娠期高血压具有统计学意义上的显著相关性，其中肥胖女性长IPI（＞60个月）组发生妊娠期高血压风险最高（$aOR = 4.01$，95%CI：3.84～4.25）。

四、生育间隔对围产期的影响

围产期（perinatal period）是指妊娠28周到产后1周。

1. 早产（premature birth，PTB）　根据胎龄分为晚期早产和早期早产。晚期早产指分娩时胎龄＜37周。早期早产是指分娩时胎龄＜28周（也有文献报道为＜34周）。2022年一项meta分析纳入覆盖美国、澳大利亚、芬兰、挪威及亚洲地区共计22篇文献，结果显示：产后短IPI（＜6个月）不仅是晚期早产的危险因素（合并$OR = 1.49$，95%CI：1.42～1.57），也是早期早产的危险因素（合并$OR = 1.82$，95%CI：1.55～2.14）。

2. 低出生体重（low birth weight，LBW）　即出生时体重＜2 500g。meta分析显示：短IPI（＜6个月）是低出生体重的危险因素（合并$OR = 1.33$，95%CI：1.24～1.43）。

3. 小于胎龄儿（small-for-gestational-age，SGA）　指出生体重低于基于给定的性别和胎龄特定出生体重标准10%。SGA患儿在围产期的死亡率较正常体重的新生儿高很多，患病风险也相应增加。结果显示：短IPI（＜6个月）是小于胎龄儿的危险因素（合并$OR = 1.14$，95%CI：1.07～1.21）。

4. 胎儿/婴儿死亡（fetal/infant death）　包括死产（妊娠期胎龄＜20周）、围产期死亡、新生儿死亡和婴儿死亡。分析显示：短IPI（＜6个月）是胎儿/婴儿死亡的危险因素（合并$OR = 1.60$，95%CI：1.51～1.69）。

5. 新生儿重症监护住院率（neonatal intensive care，NICU）　短IPI（＜6个月）是新生儿重症监护住院率升高的危险因素（合并$OR = 1.26$，95%CI：1.01～1.57）。

6. 未足月胎膜早破（preterm premature rupture of membranes，PPROM） 一项针对 474 957 名单胎妊娠受试者的回顾性队列研究显示：与 IPI ≥ 24 个月的女性相比，IPI ≤ 6 个月的女性发生 PPROM 的风险显著增加（$OR = 1.80$，$95\%CI$：$1.70 \sim 1.90$）。更具有临床意义的是，这些女性更有可能在 28 ～ 32 周之间分娩。

7. 胎膜早破 无论前一次分娩的分娩方式如何，新出现的证据表明，短生育间隔与前置胎盘和胎盘早剥的风险增加有关。Getahun 等研究显示：IPI ＜ 12 个月组孕妇较 IPI ≥ 12 个月组更易发生胎盘早剥（前一次阴道分娩后 $OR = 1.52$，剖宫产后 $OR = 2.11$）。

8. 产后出血 在全球范围内，产后出血是孕产妇死亡的主要可预防原因。为了降低产后大出血相关的孕产妇死亡率，确定其危险因素对提出干预措施至关重要。Hamdela 等对南埃塞俄比亚 2 548 名孕妇队列进行的一项基于社区的匹配嵌套病例对照研究发现：超过一半（66%）的原发性产后出血归因于 IPI ＜ 24 个月［归因分值（AF）= 66.3%，$95\%CI$：$37.5\% \sim 82.5\%$］。如果 IPI 延长到 24 ～ 60 个月，就可提高预防产后出血的可能性。

9. 难产 一项大型横断面研究将美国密歇根州婴儿的出生数据和医院的出院数据进行数据链接后发现：单胎分娩的多胎母亲发生难产的风险与生育间隔呈现剂量 - 反应关系。与 IPI 为 2 年的女性相比，IPI 为 2 ～ 3 年、4 ～ 5 年、6 ～ 7 年、8 ～ 9 年、＞ 10 年的女性发生难产的风险逐渐升高，其 aOR 分别为 1.06（$95\%CI$：$1.04 \sim 1.08$）、1.15（$95\%CI$：$1.12 \sim 1.17$）、1.25（$95\%CI$：$1.21 \sim 1.29$）、1.31（$95\%CI$：$1.26 \sim 1.37$）和 1.50（$95\%CI$：$1.45 \sim 1.56$）。诸多研究表明：在剖宫产后尝试阴道分娩的女性中，短生育间隔与子宫破裂风险增加有关。

10. 孕产妇死亡 Murtaza 等对巴基斯坦伊斯兰堡某三级保健医院住院分娩的 2 798 名妇女进行前瞻性研究，结果发现：与最佳 IPI 的妇女相比，短 IPI（＜ 24 个月）妇女围产期死亡（$aOR = 1.50$）和新生儿死亡（$aOR = 1.47$）的风险更高。

（五）生育间隔对子代的影响

1. 出生缺陷 一些研究显示出生缺陷与短 IPI 有关。Grisaru-Granovsky 等对以色列 44 万余名孕妇开展研究，将 IPI ＜ 6 个月的孕妇与 IPI 为

12～23个月的对照组进行比较后发现，胎儿和新生儿重大先天性异常的总体风险增加了14%。最常见的与短IPI相关的出生缺陷是心血管和腹壁缺陷。

（1）短IPI的活产儿未来心血管异常的概率增加32%。

（2）IPI＜12个月妇女其胎儿和新生儿发生腹裂的风险增加70%。

（3）短IPI妇女其胎儿和新生儿早期死亡的风险增加。从美国出生缺陷登记中获得的514万名符合条件的新生儿数据显示，与对照组比，母亲为短IPI者，胎儿和新生儿发生腹裂的风险升高（$PR = 3.7$，$95\%CI$: $3.0 \sim 4.5$ vs. $PR = 2.0$，$95\%CI$: $1.6 \sim 2.4$）；母亲为短IPI和长IPI者，胎儿和新生儿法洛四联症（短IPI: $PR = 3.4$，$95\%CI$: $2.8 \sim 4.2$；长IPI: $PR = 3.8$，$95\%CI$: $3.4 \sim 4.3$ vs. $PR = 2.7$，$95\%CI$: $2.3 \sim 3.2$）和唇裂 ± 腭裂（短IPI: $PR = 9.9$，$95\%CI$: $8.8 \sim 11.2$；长IPI: $PR = 9.2$，$95\%CI$: $8.5 \sim 9.8$ vs. $PR = 8.4$，$95\%CI$: $7.6 \sim 9.2$）的患病率均升高。

2. 自闭症谱系障碍（autism spectrum disorder，ASD） ASD与IPI＜18个月（$aOR = 1.5$，$95\%CI$: $1.1 \sim 2.2$）和IPI ≥ 60个月（$aOR = 1.5$，$95\%CI$: $0.99 \sim 2.40$）均相关。在严重程度评分较高的ASD病例中，短IPI和长IPI与ASD的相关性都更强（短IPI: $aOR = 2.0$，$95\%CI$: $1.3 \sim 3.3$；长IPI: $aOR = 1.8$，$95\%CI$: $0.99 \sim 3.20$）。

六　避孕方法的选择与使用对生育间隔的影响

Daly等对英格兰西部7个初级保健中心就诊女性进行问卷调查的结果显示，仅0.2%的调查对象了解最佳IPI。Yang等在澳大利亚悉尼某医院进行的一项前瞻性研究发现：短IPI（＜12个月）与不使用长效可逆避孕方法（long-acting reversible contraceptives，LARC）（$P < 0.001$）、母乳喂养＜12个月（$P = 0.041$）相关，仅43.3%的女性报告接受过有关IPI的建议，仅44.2%曾接受过产后避孕的建议。生育间隔较短的妇女不了解最佳生育间隔，对可靠的避孕措施了解不足。

出生间隔的影响因素多样且复杂，应采取多学科的方法改善妇幼保健服务，卫生保健提供者能够基于循证依据提供更专业的信息，提供更好的咨询服务，减少孕产妇、围产期和婴儿不良结局的风险，保护女性生育力。

（李　瑛　姚　捷）

第三节　肥胖对生育力的影响

肥胖指因机体热量的摄入大于消耗，造成体内脂肪尤其是甘油三酯积聚过多并伴有代谢紊乱的常见疾病。WHO 将肥胖症定义为使健康面临风险的过度及异常的脂肪累积。根据国际肥胖医学协会 2021 年的定义，肥胖定义为"因过量脂肪或脂肪组织存在而导致内分泌、身体功能及心理变化的慢性、进行性、复发和可治疗的多因素神经行为疾病"。评估肥胖最常用的指标是体质指数（body mass index，BMI），也可酌情采纳权威国际学术组织（如 WHO、美国糖尿病学会等）推荐的相关诊断指标，如腰围、腰臀比。

一　肥胖与生育功能的关系

当代社会，肥胖已成为一种越来越严重的健康负担，WHO 2017 年研究报告显示，自 1975 年以来，全球肥胖率增长了近三倍。2014 年我国肥胖人群数量（8 960 万）已超过美国（8 780 万），跃居全球第一。2013 年，美国医学会认定肥胖是一种疾病，不仅与糖尿病、心血管疾病、癌症等全身性疾病密切相关，女性肥胖对生殖功能和自身激素结构也有显著影响。肥胖影响女性生育力问题已成为广泛关注的研究热点。

1. 体质指数（BMI）　BMI 是用于评估肥胖的良好指标，是结合身高和体重用于判断人体超重 / 肥胖及其程度的指数，计算公式为体重 / 身高 ^{2}（kg/m^2）。WHO 将 $25 \leqslant$ BMI < 30kg/m^2、BMI $\geqslant 30$kg/m^2 分别定义为超重、肥胖。目前我国成人 BMI 分类规定为：$18.5 \leqslant$ BMI < 24kg/m^2 为正常体重范围，$24 \leqslant$ BMI < 28kg/m^2 为超重，BMI $\geqslant 28$kg/m^2 为肥胖。具体见表 3-1。

2. 腰臀比（waist-hip ratio，WHR）　WHR 是腰围和臀围的比例，WHO 标准为：成年男性 WHR $\geqslant 0.9$ 为肥胖，女性 $\geqslant 0.85$ 为肥胖。

3. 肥胖对生育功能的影响机制　脂肪组织是一种具有多种功能的分泌和储存器官，脂肪组织通过分泌脂肪因子如瘦素、脂联素、炎症因子等影响性腺功能，调整人体以适应新陈代谢的改变。

表 3-1 WHO 和中国的体质指数分类标准

分类		BMI（kg/m^2）	
		WHO	中国
体重过轻		< 18.5	
体重正常		18.5 ≤ BMI < 25	18.5 ≤ BMI < 24
超重		25 ≤ BMI < 30	24 ≤ BMI < 28
肥胖	Ⅰ级	30 ≤ BMI < 35	
	Ⅱ级	35 ≤ BMI < 40	28 ≤ BMI
	Ⅲ级	40 ≤ BMI	

瘦素的生殖功能包括调节早期胚胎卵裂和发育，对下丘脑 - 垂体 - 性腺轴有刺激作用，对卵泡发育有抑制作用。肥胖与血清和卵泡液瘦素浓度升高有关。瘦素通过作用于特定的滤泡细胞受体，可以使颗粒细胞和卵泡膜细胞中胰岛素诱导的类固醇生成减少。瘦素也可抑制由颗粒细胞产生黄体生成素（LH）刺激的雌二醇。上述影响机制可以部分解释肥胖影响女性生育力的原因，但其作用机制至今仍存在争议。脂联素是脂肪组织中最丰富的基因产物，占血浆总蛋白的 0.01%。肥胖时脂联素水平降低，并与血浆胰岛素呈负相关。因此，脂联素可能在肥胖、胰岛素抵抗和由此产生的高雄激素血症之间具有重要关联。此外，胰岛素抵抗和雄激素向雌激素外周转化增加破坏了下丘脑信号传导，这不可避免地影响睾酮的循环水平，对生育能力产生不利影响。

二 肥胖导致的生育相关问题

1. 不孕 肥胖对女性生育力有负面影响，主要是由于肥胖对下丘脑 - 垂体 - 卵巢（HPO）轴功能的影响。肥胖女性通常有较高的胰岛素循环水平，会刺激卵巢雄激素的产生，这些雄激素在外周以很高的速率芳香化为雌激素，导致 HPO 轴负反馈作用从而影响促性腺激素产生，表现为月经异常和排卵功能障碍。高胰岛素血症与多囊卵巢综合征（PCOS）的发病机制也密切相关，其特征是少经和高雄激素血症。PCOS 患者中雄激素水平升高导致内脏脂肪沉积，进而导致胰岛素抵抗和高胰岛素血症，进一步刺激卵巢和肾上腺产生雄激素，形成长期循环。

多项研究表明，肥胖女性与体重正常女性相比需要更长时间才能妊娠。对计划妊娠的丹麦妇女进行的两项大型队列研究表明，随着 BMI 的增加，生育力下降。而且，肥胖女性即使在没有排卵功能障碍的情况下仍然存在生育力较低的问题。Gesink Law 等对美国 7 000 多名妇女开展的大型队列研究显示，具有正常月经周期的肥胖妇女生育力下降。van der Steeg 等对荷兰 3 000 多名月经正常女性开展的大型队列研究结果显示，自然受孕率在 $BMI > 29kg/m^2$ 后呈线性下降。目前已明确，超重和肥胖会对女性的整个生育过程（孕前至产后）产生负面影响，在超重和肥胖女性中，不孕风险分别增加 27% 和 78%。

2. 流产 肥胖和妊娠早期自然流产之间的关系已经得到了广泛研究。一些研究提示，肥胖可能会对胚胎、子宫内膜产生不利影响，从而增加自然流产的风险；且肥胖与 PCOS 密切相关，PCOS 已被证实可增加女性自然流产的风险。一项包含 23 538 名女性的系统评价结果显示，肥胖女性与体重正常女性相比，怀孕后发生自然流产的比率较高。另一项多中心队列研究结果显示，肥胖女性辅助生育后发生流产的风险也高于体重正常的女性。一项包含 683 名育龄女性的前瞻性试验结果显示，$BMI \geqslant 30kg/m^2$ 的女性与正常 BMI 女性相比流产率升高 50%。

3. 产科并发症 肥胖对产科并发症的影响备受关注，并已进行了广泛研究。

（1）产前并发症：与体重正常的女性相比，肥胖女性发生心功能障碍、蛋白尿、睡眠呼吸暂停、非酒精性脂肪性肝病、妊娠糖尿病和先兆子痫的风险增加。在超重和肥胖女性中，死产风险分别增加约 1/1 000 和 1.9/1 000。死产风险随着肥胖程度的增加而增加，与 $BMI < 30kg/m^2$ 的女性相比，孕前 BMI 为 $30.0 \sim 34.9kg/m^2$、$35.0 \sim 39.9kg/m^2$、$40 \sim 49.9kg/m^2$ 和 $\geqslant 50kg/m^2$ 的女性发生死产的风险比分别为 1.71、2.00、2.48 和 3.16。一项纳入 280 余万名女性的回顾性队列研究中，研究了妊娠期 BMI 与死产之间的关联，在妊娠 $30 \sim 42$ 周，肥胖的增加显著增加了每个研究孕龄间隔的死产，尤其在肥胖Ⅲ级组和 $BMI \geqslant 50kg/m^2$ 女性组中。妊娠 $30 \sim 33$ 周时，死产的校正风险比分别为 1.40 和 1.69；妊娠 $37 \sim 39$ 周时分别增加至 3.20 和 2.95；妊娠 $40 \sim 42$ 周时增加至 3.30 和 8.95。此外，一项根据 BMI 分层的按孕周的分析结果显示，与体重正常的孕妇相比，$BMI \geqslant 50kg/m^2$ 的孕妇在妊娠 39 周和 41 周时的死产风险分别高 5.7 倍和 13.6 倍。一项系统综述结果显示，与

正常体重孕妇相比，超重和肥胖孕妇 BMI 每增加 5kg/m²，胎儿死亡的相对危险度为 1.21（95%CI：1.09～1.35），死产的相对危险度为 1.24（95%CI：1.18～1.30），围产期死亡的相对危险度为 1.16（95%CI：1.00～1.35），新生儿死亡的相对危险度为 1.15（95%CI：1.07～1.23），婴儿死亡的相对危险度为 1.18（95%CI：1.09～1.28）。

（2）产时并发症：肥胖孕妇发生剖宫产、试产失败、子宫内膜炎、伤口破裂以及静脉血栓的风险增加。肥胖孕妇在既往剖宫产后再次进行试产，产妇复合发病率增加近 2 倍，新生儿损伤风险增加 5 倍。

（3）产后并发症：妊娠期肥胖并发症与女性未来的代谢功能障碍相关。46% 的肥胖孕妇孕期增重超过了美国国家医学研究所发布的孕期增重指南。孕期增重过多是产后体重滞留的重要危险因素，进一步导致未来发生妊娠代谢功能障碍和孕前肥胖的风险。

（4）胎儿并发症和儿童期发病率：肥胖孕妇的胎儿发生巨大胎儿和生长受损的风险增加。同样，肥胖女性所生的婴儿往往比正常体重女性所生的婴儿有更多的体脂。肥胖女性的后代长期风险包括代谢综合征和儿童期肥胖的风险增加。斯堪的纳维亚的一项大型研究中，母亲 BMI 较高与子代儿童期哮喘风险增加相关。母亲肥胖还与后代行为改变有关，包括患自闭症谱系障碍、儿童发育迟缓和注意力缺陷 / 多动障碍的风险增加。

三 控制肥胖，保护女性生育力

肥胖不仅降低女性生育力，同时增加生育成本，减重是肥胖不孕女性的首要选择，BMI 的小幅下降就可能有生育力的显著改善。控制体重不仅有利于减少疾病，也有利于改善生育力，降低生育成本，减少出生缺陷。

1. 运动和饮食 每天 45～60 分钟中等强度活动可以防止正常体重过渡到超重或肥胖，而肥胖人群需要 60～90 分钟中等强度活动或少量高强度活动来防止体重增加。低能量高蛋白饮食也被证明具有与低热量饮食相当的效果。肥胖青少年或 PCOS "高危人群" 应引起临床医生的重视，及时进行整体管理。根据最新的国际循证指南，建议对所有超重或肥胖的 PCOS 患者进行生活方式干预，以减轻其体重、向心性肥胖和胰岛素抵抗症状。生活方式干预可以减轻 5%～10% 的体重，可能会逆转无排卵状态，从而提高自然受孕率，并且可以预防不良产时和围产期结局，如妊娠糖尿病和早产。

2. 药物

（1）促排卵药物：用于诱导肥胖妇女排卵的药物，氯米芬和二甲双胍作为一线治疗，促卵泡激素（FSH）作为二线治疗。氯米芬是一种口服抗雌激素药，可提高血清 FSH 水平，促进卵泡生长。

（2）减肥药物：减肥药物分为两类，中枢作用药物和外周作用药物。外周作用的唯一药物是奥利司他；中枢作用的药物中，西布曲明最常用。

3. 减重手术　对于通过运动、饮食调整、药物治疗减重失败的患者，减重手术也是一种选择。根据美国国家健康与临床优化研究所（National Institute for Health and Clinical Excellence）相关指南，BMI ≥ 40kg/m^2 或 ≥ 35kg/m^2 的患者，在有显著并发症且可通过减重改善的情况下，推荐进行手术。

4. 中医药治疗　在我国几千年的历史记载中，不乏体重管理、维护身体健康的方法，中医特色疗法已经广泛应用于减重治疗中，逐渐形成肥胖症的中医诊疗模式，并在临床实践中呈现显著优势。

中华中医药学会中医体重管理临床指南专家组制定的《肥胖症中医诊疗方案专家共识》中提及，超重及肥胖的临床辨证分型具体可分为脾虚湿阻型、胃肠实热型、肝郁气滞型、脾肾阳虚型 4 种。治疗方法包括中药治疗和针灸治疗。脾虚湿阻证治法：健脾益气，渗利水湿，推荐处方：参苓白术散。胃肠实热证治法：清泄胃热，通腑泄浊，推荐处方：佩连麻黄汤。肝郁气滞证治法：疏肝解郁，行气化痰，推荐处方：逍遥散。脾肾阳虚证治法：补益脾肾，温阳利水，推荐处方：真武汤加减。

（李　瑛　朱向珺）

第四节　意外妊娠与人工流产的影响

一　意外妊娠发生情况

1. 时间分布　意外妊娠是全球性问题，联合国人口基金会最新发布的《2022 年世界人口状况报告》显示，每年有 1.21 亿次的意外妊娠，几乎占全球妊娠总数的一半，有超过 60% 的意外妊娠以人工流产告终。

1990—1994年，全球15～49岁女性每年意外妊娠率为79/1 000；2000—2004年，这一比例下降至67/1 000；2015—2019年，意外妊娠率继续下降至64/1 000。近三十年间，尽管全球总的意外妊娠率呈下降趋势，但由于人口的总体增长，每年意外妊娠的总数仍然增加了13%，从1.076亿次增加到1.21亿次。

2. 地区分布　从地区分布看，世界各国意外妊娠率存在很大差异，甚至在同一区域内也明显不同。对150个国家和地区2015—2019年15～49岁女性发生意外妊娠率的年平均值估算，从黑山的11/1 000到乌干达的145/1 000不等，其中拉丁美洲和撒哈拉以南非洲的差异最大，这两个地区的意外妊娠率分别为（41～107）/1 000和（49～145）/1 000。其他地区中，欧洲和北美洲为35/1 000，澳大利亚和新西兰为38/1 000，东亚和东南亚为58/1 000，中亚和南亚为64/1 000，拉丁美洲为69/1 000，西亚和北非为86/1 000，撒哈拉以南非洲为91/1 000。总体来说，低收入地区妇女意外妊娠率高，高收入地区妇女意外妊娠率较低。

3. 人群分布　从人群分布来看，青少年、产后（流产后）妇女及围绝经期（更年期）妇女均是发生意外妊娠的高风险人群，与育龄期女性相比，这些人群一旦发生意外妊娠，无论是继续妊娠或选择人工流产终止妊娠，都存在巨大的母婴健康风险。

其中，青少年（10～19岁）和年轻女性（20～24岁）群体的意外妊娠是全球关注的公共卫生问题。青少年人群在全球范围内未被满足的避孕需求仍保持在23%的稳定水平。在发展中国家，估计有3 800万青少年女性有过性行为，但只有1 500万人使用了现代避孕药具，这意味着有超过60%的青少年女性面临意外妊娠的巨大风险。发达国家中，美国一项针对15～19岁青少年人群调查显示，每年约发生60万例妊娠，其中约80%为意外妊娠。

4. 青少年人群　截至2019年，低收入和中等收入国家15～19岁青少年人群中每年约发生2 100万例妊娠，其中约50%是意外妊娠，最终分娩的约有1 200万例。

与20～24岁女性相比，10～19岁女性妊娠面临更高的子痫、产褥期子宫内膜炎和全身感染风险，而且其所生婴儿面临更高的低出生体重、早产和严重新生儿疾病风险。

我国是青少年人口最多的国家，随着近年来社会和经济的快速发展，广大青少年的性观念和性行为都发生了巨大的变化：性成熟提前、结婚年龄推迟、婚前性行为增加，但缺乏避孕知识的认知，自我保护意识薄弱，这使其成为人工流产、重复流产的高危人群。一项在全国 30 个省份 15 ～ 24 岁未婚人群的调查显示，其中 22.4% 有过性行为，初次性行为发生在 14 岁以下、18 岁以下和 20 岁以下的比例分别为 0.24%、29.44% 和 68.44%；初次性行为中有 50% 的青少年未采取任何避孕措施；最近一次性行为中，21.4% 的青少年未采取任何避孕措施。未婚妊娠及其导致的人工流产不仅给青少年造成生理、心理危害，还会产生深远的社会影响。

二、人工流产

人工流产（artificial abortion）指因意外妊娠、疾病等原因而采用人工方法终止妊娠，是避孕失败的补救方法。终止早期妊娠的人工流产方法包括手术流产和药物流产。无论是手术还是药物流产，都有可能破坏女性自身的防护屏障，损伤子宫内膜，对生殖系统及其功能造成潜在危害，最终影响女性的生育能力。

1. 人工流产发生情况　近年来，由于全球人工流产总数及发生率呈现不断上升趋势，人工流产问题受到越来越多的关注。据估算，2003 年全球人工流产数约为 4 200 万，15 ～ 49 岁女性人工流产率为 29/1 000。2015—2019 年，全球每年有 7 300 万例人工流产，15 ～ 49 岁女性人工流产率上升至 39/1 000。

2. 重复流产　重复流产是我国人工流产中的突出问题。2017 年国家卫生和计划生育委员会在全国开展生育状况抽样调查，针对 15 ～ 49 岁约 24 万名女性的问卷调查显示，有 30.83% 的女性经历过重复人工流产。欧盟一项合作研究在我国 30 个省份调查近 8 万例人工流产，年龄＜ 24 岁者占 28.5%，在 297 家医院接受人工流产手术的妇女中，有 65.2% 属于重复人工流产。国内一项 meta 分析也发现，在所有调查的人工流产对象中，有 43.1% 为重复流产。

3. 青少年人群中的人工流产　某调查结果显示，青少年人群人工流产 1 次、2 次、3 次、4 次及以上者分别占 72%、16.3%、1.5%、1.2%。对前往医院接受人工流产手术的 20 岁以下青少年人群的一项问卷调查显示，有 39% 的青少年本次属于重复流产。

因此，现阶段我国人工流产形势依然十分严峻，同时具有流产总数高、流产人群年轻、未育比例高，重复流产率高、间隔时间短等特点。

三 人工流产手术并发症

1. 重复流产者手术并发症风险 对重复流产者而言，发生手术并发症的风险更高。流产次数 ≥ 2 次更易发生术后子宫内膜基底层损伤，增加子宫内膜修复障碍或宫腔粘连的风险。人工流产手术次数越多、间隔越近、孕周越大，子宫内膜就越易损伤。

2. 人工流产手术对再次妊娠的影响 人工流产手术中负压吸引及搔刮可能损伤子宫内膜基底层及肌层，若同时伴有细菌侵入及感染，则基底层受损后极易造成再次妊娠时蜕膜发育不良，发生自身衰亡而致流产率增高。有研究表明，1 次人工流产术后发生薄型子宫内膜的可能性为 20%，2 次及以上者薄型子宫内膜的发生率上升到 53.33%，影响再次妊娠。

人工流产若造成子宫内壁损伤并形成瘢痕，再次妊娠时有可能形成前置胎盘，极易导致妊娠期或产后出血。

3. 人工流产手术对子代的影响

（1）早产：人工流产与再次妊娠时发生早产存在关联。现有研究表明，与无人工流产史妇女相比，有人工流产史妇女再次妊娠时早产风险升高，甚至只有一次人工流产史的妇女再次妊娠时早产的风险也高于无人工流产史妇女，提示人工流产是早产的独立危险因素。

但目前对于人工流产后再次妊娠导致早产的机制研究仍然有限，常见观点为早产与手术导致的子宫颈损伤、内口粗糙松弛致功能不全等因素有关。此外，若发生上行性生殖道感染，也容易导致妊娠并发症，如前置胎盘、胎儿窘迫等，间接增加早产的发生风险。

（2）低出生体重：出生体重低于 2 500g 的婴儿称为低出生体重儿。低出生体重也是导致新生儿死亡和围产期患病风险增加的主要原因。有研究表明，有人工流产史妇女再次妊娠时新生儿低出生体重发生风险是无人工流产史妇女的 7 倍。芬兰开展的一项全国 41 万名首次分娩女性的队列研究也表明，人工流产与低出生体重的发生风险存在正相关。国内相关研究也证实人工流产与新生儿低出生体重可能相关，但均为回顾性研究或病例对照研究，且样本量有限。

综上所述，对短期内无生育需求的育龄女性应加强科学避孕指导，避免意外妊娠，降低人工流产手术次数，特别是降低重复人工流产的发生率，从而减少手术并发症导致的近期和远期生育力损害。

（李 瑛 巴 磊）

第五节 遗传因素对女性生育力的影响

在生育政策转变和生育支持政策倡导实施的大背景下，遗传因素对生育力的影响逐渐得到关注。染色体和基因异常等遗传因素与生育力异常的发生发展密切相关，染色体异常可以导致性腺发育异常、卵巢功能减退、先天性卵巢发育不全综合征等发病风险增加。越来越多的研究证实，基因参与性腺发育、卵母细胞成熟、受精以及早期胚胎发育等生物学过程，卵巢早衰、原发性不孕症的风险增加。

一 染色体异常

染色体是遗传物质的载体，负载着遗传信息在亲子代之间的传递。与生育力相关的染色体异常包括染色体数目和结构异常，常见于女性特纳综合征（TS）、早发性卵巢功能不全（premature ovarian insufficiency，POI）及先天性肾上腺皮质增生症（congenital adrenal hyperplasia，CAH）等疾病。

1. 女性特纳综合征（TS） TS 是很常见的一种染色体异常性疾病，又称先天性卵巢发育不全综合征。TS 与身材矮小、性腺发育不良和原发性闭经有关。其核型特点为全部或部分体细胞中 1 条 X 染色体完全或部分缺失，或 X 染色体结构异常，其中 40% ～ 50% 为（45, X）单体型；15% ～ 25% 为（45, X/46, XX）嵌合型；3% 为 X 三体嵌合型（45, X/47, XXX）；10% 为 X 染色体结构畸变，以 X 染色体长臂等臂 Xi（Xq）最常见；还有 10% ～ 12% 含不同比例的 Y 染色体物质，如（45, X/46, XY）。活产女婴中 TS 的发病率为 1/4 000 ～ 1/2 000，患者的自然妊娠率为 5% ～ 7%，自然流产率为 22.8% ～ 30.8%，嵌合核型携带者的生殖功能相对较好。TS 患者由于完全或部分缺失 X 染色体单体，故常伴有先天性卵巢不发育或发育不全，目前主要是儿童时期开展干预。

2. 早发性卵巢功能不全（POI） POI 是指女性 40 岁之前出现卵巢功能减退的临床综合征，主要表现是排卵障碍，先天性卵泡减少、卵泡闭锁加速、卵泡破坏增加，最终表现为卵泡过早耗竭，生育力明显下降或丧失。POI 存在较强的遗传异质性，较为常见的是 X 染色体异常或缺陷。X 染色体数目异常，如 X 染色体单体（45, X）会导致卵巢发育不全和卵泡闭锁加速；X 染色体三体（47, XXX）则表现为 POI 伴智力低下；Xq13 末端缺失常表现为原发性闭经和卵巢功能完全衰竭；Xq25 或 Xq26 末端缺失则表现为早发性卵巢功能不全。因此遗传因素是 POI 发病的重要原因之一，占其病因的 20% ~ 25%。10% ~ 13% 的 POI 患者染色体数目或结构异常，其中 X 染色体异常率高达 94%，常见（45, X）及其嵌合、X 染色体长臂或短臂缺失、X 染色体 - 常染色体易位等异常核型。此外，约 2% 的 POI 患者存在常染色体重排。POI 患者虽然由于卵巢功能衰退导致严重排卵障碍，但因间歇性排卵，仍然有 5% ~ 10% 自然妊娠的可能性。

3. 先天性肾上腺皮质增生症（CAH） CAH 是由于肾上腺皮质激素生物合成酶系中某种或数种酶的先天性缺陷，使皮质醇等激素水平改变所导致的常染色体隐性遗传性疾病。CAH 为性发育异常性疾病，患者的染色体核型常为（46, XX），主要与性腺（卵巢）发育异常、雄激素过多有关。临床表现和生化改变取决于缺陷酶的种类和程度，可表现为糖皮质激素、盐皮质激素和性激素水平改变，以及相应的症状、体征和生化改变，如胎儿生殖器发育异常、钠平衡失调、血压改变和生长迟缓等。CAH 新生患儿外阴性别模糊，其生育力主要受疾病类型的影响，妊娠率从 0 到 50% 不等。

二 基因异常

随着人们对基因认识的不断深入，基因的概念也在不断发展。现代遗传学认为，DNA 是生物的遗传物质，DNA 分子上分布着许多基因，基因是具有某种特定遗传效应的 DNA 片段，是遗传的基本单位。与生育力相关的基因异常包括基因组片段拷贝数异常、基因编码序列受损、隐性致病基因暴露等基因组结构变异，以及基因突变，常见于卵巢早衰（premature ovarian failure，POF）、早发性卵巢功能不全（POI）、原发性不孕症（primary infertility）等疾病。

1. 早发性卵巢功能不全（POI） 女性在 40 岁以前出现卵巢功能减退，主要表现为月经异常（闭经、月经稀发或频发）、促性腺激素升高、雌激素水平波动性下降。POI 除了因染色体异常所致，还受基因突变的影响，包括一系列卵泡发育、激素合成等相关的基因突变，涉及生殖内分泌相关基因，如 *FSHR*、*CYP17*、*ESR1* 基因；卵泡发生相关基因，如 *NOBOX*、*FIGLA*、*GDF9* 基因；减数分裂和 DNA 损伤修复相关基因，如 *MCM8*、*MCM9*、*CSB-PGBD3* 基因等。此外，还有 POI 相关遗传综合征所涉及的基因，包括导致脆性 X 综合征（fragile X syndrome）的 *FMR1* 基因突变、导致小睑裂综合征（blepharophimosis-ptosis-epicanthus syndrome）的 *FOXL2* 基因突变和导致佩罗综合征（Perrault syndrome）的 *HSD17B4*、*HARS2*、*CLPP*、*LARS2*、*TWNK*、*ERAL* 基因突变。常染色体上的基因突变以及常染色体结构异常也与 POI 发病相关。

2. 卵巢早衰（POF） POF 是由于卵巢内卵泡耗竭或医源性损伤引起的卵巢功能衰竭，导致女性 40 岁前出现闭经，雌激素功能减退和促性腺激素水平升高，并伴有不同程度的围绝经期症状，是早发性卵巢功能不全的终末阶段，也称为原发性卵巢功能不全。POF 是一种常见病，在女性中的发生比例为 1%，30 岁以下女性的发生比例为 0.1%。由于雌激素缺乏，POF 与骨质疏松症、骨关节炎和心血管疾病的风险相关。POF 是导致女性不孕症的常见原因，患有 POF 的妇女所经历的症状与自然更年期相似，这些症状也伴随着较早的生育能力丧失。在 10% ～ 30% 的特发性病例中，一级亲属也受到影响，母亲患 POF 的女性患病风险增加 6 倍。

许多基因突变均可能导致 POF 的发生，近期研究发现其相关的基因主要存在于性染色体，即 X 染色体，POF 患者 X 染色体上的 *FMR1* 基因前突变的发生率明显高于正常女性。位于 5 号常染色体上的 *GDF-9* 基因突变不仅会阻碍卵泡的发育，还会导致始基卵泡的募集异常，加快卵泡的闭锁，造成卵泡过早萎缩，导致女性 POF 的发生。位于 13 号常染色体上的 *FOXO1* 基因是卵巢颗粒细胞特异表达的基因之一，其所编码的蛋白对颗粒细胞的发育与成熟有至关重要的作用，在卵泡成熟方面发挥十分重要的作用，可以调控颗粒细胞 G1 期至 S 期的转换，其基因突变会导致 POF 的发生。*LRPPRC* 基因位于 2 号常染色体上，该基因的编码产物与线粒体信使 RNA

的转运和稳定性有关，研究发现 POF 患者 *LRPPRC* 基因存在 p.A354V 突变。此外，*FMN2*、*SGOL2*、*TBP*、*SCARB1*、*BNC1*、*ARFGAP3* 等基因参与减数分裂、卵泡发育及卵母细胞成熟过程，这些基因的微重复或微缺失均与 POF 的发生相关。

可见，POF 不太可能由单个基因或基因缺陷引起，而是一种涉及多基因相互作用的异质性遗传病。

3. 原发性不孕症　不孕症是一个全球性的健康问题。有研究对 1993—2017 年 195 个国家的全球疾病负担数据库进行分析，并将每 10 万人口患病率趋势的分析结果以上升（正号）或下降（负号）表示。研究发现，在全球范围内，女性的原发性和继发性不孕症患病率高于男性。随着时间的推移，在高收入国家，男性和女性原发性不孕症患病率呈 –9.3/10 万和 –11.6/10 万的下降趋势。但其他国家原发性不孕症患病率则有上升趋势，南亚女性最高（从 1993 年的 798/10 万上升至 2017 年的 960/10 万），其次是北非和中东的女性（从 1993 年的 652/10 万上升至 2017 年的 753/10 万）。美国研究数据表明，不孕症的比例约为 15%。不孕症的发生与遗传因素、环境因素、体内激素及内分泌稳态被干扰等相关。原发性不孕症是女性生育力评估的关注点，其主要原因是卵母细胞成熟障碍、受精障碍或早期胚胎发育停滞。遗传因素是不孕症的重要病因，如染色体平衡易位，其产生的配子异常，可导致胚胎染色体异常率增加，不孕症发生风险增加。研究提示，*PATL2*、*TUBB8*、*TRIP13*、*PANX1*、*ZP1-3*、*PADI6*、*NLRP2*、*TLE6*、*NLRP5* 等多个基因的突变可以导致卵母细胞成熟障碍、受精障碍或早期胚胎发育停滞。此外，20 个新基因的功能注释表明它们参与卵巢发育和功能，包括性腺发生（*LGR4* 和 *PRDM1*）、减数分裂（*CPEB1*、*KASH5*、*MCMDC2*、*MEISIN*、*NUP43*、*RFWD3*、*SHOC1*、*SLX4* 和 *STRA8*）、卵泡发生和排卵（*ALOX12*、*BMP6*、*H1-8*、*HMMR*、*HSD17B1*、*MST1R*、*PPM1B*、*ZAR1* 和 *ZP3*）。

遗传因素对生育力的影响复杂多样，且各种病因可能同时存在，明确病因对临床诊疗具有重要意义，因此重视遗传咨询，同时制定个性化遗传筛查和检测策略至关重要。近年来，染色体微阵列分析、二代测序、全基因组扫描等高通量检测技术的发展应用，为怀疑生育力受遗传因素影响的患者提供了更多且更科学的遗传学证据。治疗方面，常常需要多学科综合治疗。在治疗携带遗传缺陷的生育力低下或不孕症患者时，首先应明确其遗传异常是否是主因；在治疗基础疾病的同时，综合考虑就诊夫妇的年龄、不孕年限、特殊病史、家族史、遗传检测结果、生育需求迫切性及治疗成本等因素，从而为患者制定辅助生殖个体化治疗策略。

（裴开颜　李　瑛）

第六节　环境对生育力的影响

目前人类生育力呈现下降趋势，这种下降和人类的活动及环境等因素密切相关。由于人类生产、生活的干扰，生活环境中物质构成越来越复杂化而形成不同的环境状态，并通过环境污染、生活接触（居室空气污染、食品、生活用品）、职业接触等方式，给人体健康带来了一定的负面效应。环境对女性生育力的影响近年来逐渐得到广泛关注。

一　与生育力相关的环境因素

1. 化学性因素　侵蚀女性生育能力的有害化学物质，主要包括持久性有机污染物（persistent organic pollutants，POPs）和重金属（铅、镉、汞等）。这些污染物在各种环境介质中广泛存在，人类受到高频率暴露。除上述持久性有毒物质外，环境内分泌干扰物（environmental endocrine disruptors，EEDs）也是一种和人类健康密切相关的新兴污染物，常见的有：洗涤剂（壬基酚、辛基酚）、有机磷农药（乐果、马拉硫磷）、拟除虫菊酯等。此外，还有一些可在机体内快速代谢的非持久性化学物质，如双酚 A（bisophenol A，BPA）、邻苯二甲酸酯（phthalates，PAEs）等。

2. 物理性因素　电离辐射包括 α 射线、β 射线和 γ 射线等。非电离辐射本质上是一种与我们的生活密切相关的电磁波辐射，可来自生活中的日常电器及用品，如微波炉、电磁炉、高压电塔以及各种通信基站等。部分物理性因素可能对人类生殖有负面影响。

二、环境因素对生育功能的作用机制

EEDs 等能够通过影响性激素的分泌影响下丘脑 - 垂体 - 卵巢轴的功能，干扰女性机体内分泌功能。BPA 等可引起下丘脑视前核体积增大，促进促性腺激素释放激素的合成和分泌，也能引起腺垂体细胞、卵泡颗粒细胞等激素分泌细胞的增殖。PAEs 主要通过抑制颗粒细胞雌孕激素的合成和分泌而产生生殖发育毒性。

环境因素可通过影响甾体激素合成和释放，干扰排卵及早期妊娠的维持；也可直接破坏卵母细胞或颗粒细胞的正常功能，损伤卵母细胞的存活与发育能力；还可干扰核酸功能和有丝分裂，导致细胞分裂异常或停滞，并可影响早期胚胎着床。

三、环境因素对女性生殖功能的影响

1. 卵巢功能不全　持久性有机污染物及环境内分泌干扰物可能影响卵母细胞的生物学能力及卵巢储备。亲脂性持久性有机污染物的混合物与较低的非生长卵泡密度有关，暴露于化学品可能会减少人类的卵巢储备规模。Jurewicz 等研究发现，在波兰一家不孕症诊所就诊的 511 名 25 ～ 39 岁女性中，暴露拟除虫菊酯类杀虫剂的女性尿中对羟基苯甲酸酯浓度较高与窦卵泡计数减少相关，合成的拟除虫菊酯可能影响女性卵巢储备。

2. 多囊卵巢综合征　大量使用的塑料制品（包括塑料餐盒、保鲜膜、一次性医用耗材等）含有增塑剂邻苯二甲酸酯类，由于其结构类似荷尔蒙，被称为"环境荷尔蒙"，可导致女性体内雌激素持续偏高，引起性早熟、多囊卵巢等。我国台湾一项人群队列研究链接了纵向健康保险数据和空气质量数据，分析发现，接触空气污染物（如氮氧化物、一氧化氮、二氧化硫、二氧化氮和颗粒物 $PM_{2.5}$）的妇女患 PCOS 的风险更高。

3. 子宫内膜异位症　一项纳入 30 项研究的 meta 分析结果显示，多氯联苯、有机氯农药（organochlorine pesticides，OCPs）、邻苯二甲酸酯、邻苯二甲酸二酯等环境内分泌干扰物均与子宫内膜异位症有关。2020 年 Sirohi 等研究发现，邻苯二甲酸酯与子宫内膜异位症患病率呈正相关。

4. 受孕时间延长　怀孕能力通常以妊娠等待时间（time to pregnancy，TTP）来衡量，TTP 是指一对夫妇从停止使用避孕措施到出现临床可检测妊娠所需的时间。任何影响整个受孕过程的因素，都可通过 TTP 的长短来敏感地反映。

多氯联苯（polychlorinated biphenyls，PCBs）常被用作绝缘油、热载体、润滑油等，广泛应用于电力、化工、印刷等领域。大量流行病学研究表明，PCBs 暴露与女性受孕时间延长相关。暴露于有机磷和拟除虫菊酯也与 TTP 延长有关。对中国上海 615 名女性进行的前瞻性随访研究发现，孕前接触有机磷和拟除虫菊酯、二乙基硫代磷酸酯（DETP，一种有机磷的代谢物）的女性 TTP 明显延长（$OR = 0.68$，95%CI：$0.51 \sim 0.92$），不孕症风险增加（$OR = 2.17$，95%CI：$1.19 \sim 3.93$）。

5. 不孕　现代交通中石油产品的燃烧释放出大量空气污染物，如 SO_2、NO_x、颗粒物等与不孕不育有关。一项涉及美国 14 个州 116 430 例女护士的前瞻性队列研究观察到，颗粒物暴露以及与交通有关的空气污染与不孕不育的发生率存在关联。随访过程中观察到的累积平均暴露与不孕症风险之间的关联最强，表明慢性暴露可能比短期暴露更重要。居住在距离主要道路 < 200m（与 ≥ 200m 相比）的妇女，不孕症的风险增加 11%。美国一项农业健康研究发现，每个月均暴露于有机溶剂的未避孕女性 12 个月后妊娠的概率较低（$OR = 1.42$，95%CI：$1.15 \sim 1.75$）。

四、环境因素对女性不良妊娠结局的影响

1. 流产 / 死胎 / 死产　农药对女性生育力的影响很大。异氰酸甲酯（methylisocyanate，MIC）常作为有机合成原料，用作农药西维因的中间体，是剧毒液体，有催泪性，易燃。印度博帕尔灾难（India Bhopal gas leak case）侥幸逃生者中，孕妇大多流产或分娩死胎。另一项美国马萨诸塞州波士顿研究显示，在接受不孕症治疗的妇女中，孕前摄入水果和蔬菜中高残留农药与临床妊娠和活产的概率较低相关。

一项 meta 分析显示，暴露于镉和铅等重金属的人群也有较高的自然流产风险，经历反复妊娠失败的夫妇可以进行重金属负荷筛查。

Casey 等对美国明尼苏达州 8 个关闭的煤炭和石油发电厂的自然试验研究发现，电厂关闭和生育率增加之间存在关联。在半径 5km 范围内，每 1 000 名 15 ~ 44 岁妇女的年生育率增加了 8‰。女性生育力在 5km 内增加幅度最大，在 5 ~ 10km 内增加幅度较小。

此外，电离辐射可能会增加不良出生结局的风险。一项纳入 26 项研究的 meta 分析发现，曾经暴露于辐射的人相对于未暴露者，流产和死胎的相应风险估计值分别为 1.15（95%CI：1.02 ～ 1.30）和 1.19（95%CI：0.98 ～ 1.45）。

2. 早产 / 低出生体重

（1）早产：早产的风险可能与妊娠期间暴露于较高的空气污染、饮用水污染物、危险废物、交通等多重累积污染有关。一项加利福尼亚州 53 843 例分娩女性研究的结果显示，暴露于高污染水平的女性早产风险是低污染水平暴露者的两倍。美国底特律回顾性出生队列研究发现，PM_{10} 每增加 5 个单位，早产的概率增加 1.21 倍（95%CI：1.07 ～ 1.38）；基于中国国家免费孕前检查系统及国家环境监测中心数据的研究证据也表明，早产风险的增加与孕早期 $PM_{2.5}$ 和 PM_{10} 暴露增加有关。

（2）低出生体重：低出生体重风险可能与空气污染、重金属等暴露有关。一项针对欧洲的 meta 分析发现，随着母亲整个孕期空气污染暴露（包括 PM_{10}、$PM_{2.5}$ 和 NO_2）的增加，婴儿低出生体重的风险也增加。出生体重可能受到镉水平的负面影响，而产前接触低水平的镉可能是婴儿发育障碍的一个风险因素。

（3）胎儿生长受限：产前暴露于重金属可能对胎儿生长造成不利影响。中国江苏一项纳入 1 275 对母婴的出生队列（Jiangsu Birth Cohort，JBC）研究发现，母体的金属混合物暴露与妊娠 34 ～ 36 周时估计胎儿体重（estimated fetal weight，EFW）的降低有明显关系（$a\beta = -0.05$，95%CI：-0.09 ～ -0.01，$P = 0.023$），主要由镉（30.41%）、铅（23.92%）和铊（15.60%）驱动。

五、环境因素对出生缺陷的影响

1. 先天性白内障　有证据表明，暴露于核辐射有一定可能增加先天性白内障的风险。1946—1958 年马绍尔群岛经历过大规模核试验的独特历史，核辐射可能增加了马绍尔人后代出生缺陷的风险。美国阿肯色州一项回顾性队列研究纳入了 91 662 例研究对象，马绍尔人后代婴儿的先天性白内障患病率显著高于阿肯色州非西班牙裔白人（$PR = 9.3$，95%CI：3.1 ～ 27.9）。

2. 先天性心脏病　多项研究发现，重金属 / 类重金属可能增加先天性心脏病（congenital heart disease，CHD）的发生风险。中国一项涉及 8 个省份的多中心病例对照研究招募了 303 名 CHD 患者和 303 名健康对照者，发现婴儿 CHD 的风险随着母亲产前暴露于砷、镉、汞、铅和锰混合物的水平升高而增加，其中汞是混合物效应的最重要贡献者。另外一项综合了 13 个研究的 meta 分析结果显示，母亲接触重金属与 CHD 之间存在正相关。砷、镉、汞和铅对总 CHD 的集合概率（ORs）分别为 2.12、1.30、1.22 和 2.30。怀孕期间的砷、镉、汞和铅暴露与后代特定的 CHD 风险增加之间存在明显关联。关于 CHD 亚型，砷与房间隔缺损的风险增加有关（OR = 1.82），钡与左室流出道梗阻（OR = 1.15）和房间隔缺损（OR = 1.21）有关，铅与锥体缺损（OR = 2.34）和左室流出道梗阻（OR = 1.93）有关。这些发现强调了怀孕期间母亲重金属暴露对后代患 CHD 风险的重要性。

此外，放射线污染引起的严重后果应引起警示。苏联切尔诺贝利核泄漏事故是首例被国际核事件分级表评定为第七级事件的特大事故。上万人由于放射性物质的远期影响而致残或致病，至今仍有因放射线污染而导致的畸形胎儿出生。人类在改造自然的过程中，只有与自然和谐相处，人类的生命才能更有保障，才能健康有序地传承下去。

（李　瑛　张学宁）

参考文献

[1] MENKEN J, TRUSSELL J, LARSEN U. Age and infertility[J]. Science, 1986, 233(4771): 1389-1394.

[2] STEINER A Z, JUKIC A M. Impact of female age and nulligravidity on fecundity in an older reproductive age cohort[J]. Fertil Steril, 2016, 105(6): 1584-1588.

[3] LA M A, CAPUZZO M, LONGO M, et al. The number and rate of euploid blastocysts in women undergoing IVF/ICSI cycles are strongly dependent on ovarian reserve and female age[J]. Human Reproduction, 2022, 37(10): 2392-2401.

[4] 陈士岭，罗燕群，夏容，等. 女性年龄与不孕及生育力减退 [J]. 国际生殖健康 / 计划生育杂志，2011，30（04）：265-271.

[5] Centers for Disease Control and Prevention, American Society for Reproductive Medicine, Society For Assisted Reproductive Technology. 1999 Assisted reproductive technology success rates[M]. Atlanta, GA: Centers for Disease Control and Prevention, 2001.

[6] FARR S L, SCHIEVE L A, JAMIESON D J. Pregnancy loss among pregnancies conceived

through assisted reproductive technology, United States, 1999-2002[J]. Am J Epidemiol, 2007, 165(12): 1380-1388.

[7] HORNSTEIN M D. State of the ART: Assisted Reproductive Technologies in the United States[J]. Reprod Sci, 2016, 23(12): 1630-1633.

[8] DE VOS M, DEVROEY P, FAUSER B C. Primary ovarian insufficiency[J]. Lancet, 2010, 376(9744): 911-921.

[9] PARK S U, WALSH L, BERKOWITZ K M. Mechanisms of ovarian aging[J]. Reproduction, 2021, 162(2): R19-R33.

[10] MUNNÉ S, ALIKANI M, TOMKIN G, et al. Embryo morphology, developmental rates, and maternal age are correlated with chromosome abnormalities[J]. Fertil Steril, 1995, 64(2): 382-391.

[11] REVEL A. Defective endometrial receptivity[J]. Fertil Steril, 2012, 97(5): 1028-1032.

[12] MELINDA M, RONALD R R, MCDONALD P. ESHRE Reproduction and Society Task Force. Why Do People Postpone Parenthood? Reasons And Social Policy Incentives[J]. Hum Reproduction Update, 2011, 17(6): 848-860.

[13] LI C J, LIN L T, TSUI K H. Dehydroepiandrosterone Shifts Energy Metabolism to IncreaseMitochondrial Biogenesis in Female Fertility with Advancing Age[J]. Nutrients, 2021, 13(7): 2449.

[14] American College of Obstetricians Gynecologists Committee on Gynecologic Practice, The Practice Committee of The American Society for Reproductive Medicine. Female age-related fertility decline. Committee Opinion No. 589[J]. Obstet Gynecol, 2014, 123(3): 719-721.

[15] SHEEN J J, WRIGHT J D, GOFFMAN D, et al. Maternal age and risk for adverse outcomes[J]. Am J Obstet Gynecol, 2018, 219(4): 390.e1-390.e15.

[16] OGAWA K, URAYAMA K Y, TANIGAKI S, et al. Association between very advanced maternal age and adverse pregnancy outcomes: a cross sectional Japanese study[J]. BMC Pregnancy Childbirth, 2017, 17(1): 349.

[17] LONDERO A P, ROSSETTI E, PITTINI C, et al. Maternal age and the risk of adverse pregnancy outcomes: a retrospective cohort study[J]. BMC Pregnancy Childbirth, 2019, 19(1): 261.

[18] KORTEKAAS J C, KAZEMIER B M, KEULEN J K J, et al. Risk of adverse pregnancy outcomes of late- and postterm pregnancies in advanced maternal age: A national cohort study[J]. Acta Obstet Gynecol Scand, 2020, 99(8): 1022-1030.

[19] GANCHIMEG T, OTA E, MORISAKI N, et al. WHO Multicountry Survey on Maternal

Newborn Health Research Network. Pregnancy and childbirth outcomes among adolescent mothers: a World Health Organization multicountry study[J]. BJOG, 2014, 121(Suppl 1): 40-48.

[20] GETANEH T, ASRES A, HIYARU T, et al. Adverse perinatal outcomes and its associated factors among adult and advanced maternal age pregnancy in Northwest Ethiopia[J]. Sci Rep, 2021, 11(1): 14072.

[21] ARYA S, MULLA Z D, PLAVSIC S K. Outcomes of Women Delivering at Very Advanced Maternal Age[J]. J Womens Health (Larchmt), 2018, 27(11): 1378-1384.

[22] WANG C G, PI X, YIN S J, et al. Maternal exposure to heavy metals and risk for severe congenital heart defects in offspring[J]. Environ Res, 2022, 212(Pt C): 113432.

[23] 宗璇，乔杰. 女性生育力及其影响因素 [J]. 中国实用妇科与产科杂志，2022，38（6）：580-585.

[24] ADEBAYO F O, AMEH N, ADESIYUN A G, et al. Correlation of female age with outcome of IVF in a low-resource setting[J]. International Journal of Gynaecology and Obstetries, 2023, 161(1): 283-288.

[25] CHUA S J, DANHOF N A, MOCHTAR M H, et al. Age-related natural fertility outcomes in women over 35 years: a systematic review and individual participant data meta-analysis[J]. Human Reproduction, 2020, 35(8): 1808-1820.

[26] 胡琳莉，孙莹璞. 美国妇产科医师学会及美国生殖医学会"与年龄相关的女性生育力减退共识"解读 [J]. 中国实用妇科与产科杂志，2015，31（08）：696-698.

[27] World Health Organization. Report of a WHO Technical Consultation on Birth Spacing, Geneva, Switzerland, 13-15 June 2005[J].World Health Organization, 2007. https://apps.who.int/iris/handle/10665/69855.

[28] CONDE-AGUDELO A, ROSAS-BERMUDE A, KAFURY-GOETA A. Birth spacing and risk of adverse perinatal outcomes: a meta-analysis[J]. JAMA, 2006(295): 1809-1823.

[29] LIN J, LIU H, WU D D, et al. Long interpregnancy interval and adverse perinatal outcomes: A retrospective cohort study[J]. Sci China Life Sci, 2020, 63(6): 898-904.

[30] KANNAUJIYA A K, KUMAR K, MCDOUGAL L, et al. Interpregnancy Interval and Child Health Outcomes in India: Evidence from Three Recent Rounds of National Family Health Survey[J]. Matern Child Health J, 2023, 27(1): 126-141.

[31] TANIGAWA K, IKEHARA S, CUI M, et al. Association Between Interpregnancy Interval and Risk of Preterm Birth and Its Modification by Folate Intake: The Japan Environment and Children's Study[J]. J Epidemiol, 2023, 33(3): 113-119.

[32] VAN EIJSDEN M, SMITS L J, VAN DER WAL M F, et al. Association between short interpregnancy intervals and term birth weight: the role of folate depletion[J]. Am J Clin Nutr, 2008, 88(1): 147-153.

[33] SUNDTOFT I B, ULDBJERG N, SOMMER S. Short Interpregnancy Interval as a Risk Factor of Spontaneous Preterm Labor due to Low Cervical Collagen[J]. J Matern Fetal Neonatal Med, 2010, 23(Suppl 1): 292.

[34] CONDE-AGUDELO A, ROSAS-BERMUDE A, KAFURY-GOETA A. Effects of birth spacing on maternal health: a systematic review[J]. Am J Obstet Gynecol, 2007, 196(4): 297-308.

[35] STAMILIO D M, DEFRANCO E, PARE E, et al. Short interpregnancy interval: risk of uterine rupture and complications of vaginal birth after cesarean delivery[J]. Obstet Gynecol, 2007, 110(5): 1075-1082.

[36] LANDON M B. Predicting uterine rupture in women undergoing trial of labor after prior cesarean delivery[J]. Semin Perinatol, 2010, 34(4): 267-271.

[37] SHACHAR B Z, LYELL D J. Interpregnancy interval and obstetrical complications[J]. Obstet Gynecol Surv, 2012, 67(9): 584-596.

[38] ZHU B P, GRIGORESCU V, LE T, et al. Labor dystocia and its association with interpregnancy interval[J]. Am J Obstet Gynecol, 2006, 195(1): 121-128.

[39] CONDE-AGUDELO A, BELIZAN J M. Maternal morbidity and mortality associated with interpregnancy interval: cross sectional study[J]. BMJ, 2000, 321(7271): 1255-1259.

[40] GEBREMEDHIN A T, TESSEMA G A, REGAN A K, et al. Association between interpregnancy interval and hypertensive disorders of pregnancy: Effect modification by maternal age[J]. Paediatr Perinat Epidemiol, 2021, 35(4): 415-424.

[41] AGRAWAL S, CHAUDHARY M, DAS V, et al. Association of long and short interpregnancy intervals with maternal outcomes[J]. J Family Med Prim Care, 2022, 11(6): 2917-2922.

[42] CHOU J S, PACKER C H, MITTLEMAN M A, et al. Association of interpregnancy interval and gestational diabetes mellitus[J]. J Matern Fetal Neonatal Med, 2022, 35(26): 10545-10550.

[43] ROZARIO S S, WALLENBORN J T, IHONGBE T. The additive effect of interpregnancy interval and maternal body mass index on pregnancy induced hypertension in the U.S. Pregnancy[J]. Hypertens, 2021(25): 48-55.

[44] WANG Y, ZENG C, CHEN Y, et al. Short interpregnancy interval can lead to adverse pregnancy outcomes: A meta-analysis[J]. Front Med (Lausanne), 2022(9): 922053.

[45] SHREE R, CAUGHEY A B, CHANDRASEKARAN S. Short interpregnancy interval increases the risk of preterm premature rupture of membranes and early delivery[J]. J Matern Fetal Neonatal Med, 2018, 31(22): 3014-3020.

[46] GETAHUN D, OYELESE Y, SALIHU H M, et al. Previous cesarean delivery and risks of placenta previa and placental abruption[J]. Obstet Gynecol, 2006, 107(4): 771-778.

[47] JENA B H, BIKS G A, GETE Y K, et al. Association of primary postpartum hemorrhage with inter-pregnancy interval in urban South Ethiopia: A matched nested case-control study[J]. PLoS One, 2022, 17(7): e0271216.

[48] MURTAZA K, SALEEM Z, JABEEN S, et al. Impact of interpregnancy intervals on perinatal and neonatal outcomes in a multiethnic Pakistani population[J]. J Trop Pediatr, 2022, 68(6): fmac088.

[49] GRISARU-GRANOVSKY S, GORDON E S, HAKLAI Z, et al. Effect of interpregnancy interval on adverse perinatal outcomes-a national study[J]. Contraception, 2009, 80(6): 512-518.

[50] KWON S, LAZO-ESCALANTE M, VILLARAN M V, et al. Relationship between interpregnancy interval and birth defects in Washington State[J]. J Perinatol, 2012, 32(1): 45-50.

[51] GETZ K D, ANDERKA M T, WERLER M M, et al. Short interpregnancy interval and gastroschisis risk in the National Birth Defects Prevention Study[J]. Birth Defects Res A Clin Mol Teratol, 2012, 94(9): 714-720.

[52] LIBERMAN R F, HEINKE D, PETERSEN J M, et al. National Birth Defects Prevention Network. Interpregnancy interval and prevalence of selected birth defects: A multistate study[J]. Birth Defects Res, 2022, 114(2): 69-79.

[53] SCHIEVE L A, TIAN L H, DREWS-BOTSCH C, et al. Autism spectrum disorder and birth spacing: Findings from the study to explore early development (SEED)[J]. Autism Res, 2018, 11(1): 81-94.

[54] DALY M P, WHITE J, SANDERS J, et al. Women's knowledge, attitudes and views of preconception health and intervention delivery methods: a cross-sectional survey[J]. BMC Pregnancy Childbirth, 2022, 22(1): 729.

[55] YANG J M, CHENEY K, TAYLOR R, et al. Interpregnancy intervals and women's knowledge of the ideal timing between birth and conception[J]. BMJ Sex Reprod Health, 2019(bmjsrh-2018): 200277.

[56] FIGO Committee on Reproductive Medicine. The challenges of obesity for fertility: A FIGO literature review[J]. Int J Gynecol Obstet, 2023, 160(Suppl 1): 50-55.

[57] DAMSGAARD C T, MICHAELSEN K F, MOLBO D, et al. Trends in adult body-mass index in 200 countries from 1975 to 2014: a pooled analysis of 1698 population-based measurement studies with 19.2 million participants[J]. Lancet, 2016, 387(10026): 1377-1396.

[58] MAXWELL C V, SHIRLEY R, O'HIGGINS A C, et al. Management of obesity across women's life course: FIGO Best Practice Advice[J]. Int J Gynecol Obstet, 2023, 160(Suppl 1): 35-49.

[59] American Society for Reproductive Medicine. Obesity and reproduction: a committee opinion[J]. Fertility and Sterility, 2021, 116(5): 1266-1285.

[60] 中国超重/肥胖医学营养治疗专家共识编写委员会. 中国超重/肥胖医学营养治疗专家共识（2016年版）[J]. 中华糖尿病杂志, 2016, 8（9）: 525-540.

[61] 中国肥胖问题工作组数据汇总分析协作组. 我国成人体重指数和腰围对相关疾病危险因素异常的预测价值：适宜体重指数和腰围切点的研究[J]. 中华流行病学杂志, 2002, 23（1）: 10-15.

[62] METWALLY M, LI T C, LEDGER W L. The impact of obesity on female reproductive function[J]. Obesity reviews, 2007(8): 515-523.

[63] BROUGHTON D E, MOLEY K H. Obesity and female infertility:potential mediators of obesity's impact[J]. Fertility and Sterility, 2017, 107(4): 840-847.

[64] RAMLAU-HANSEN C H, THULSTRUP A M, NOHR E A, et al. Subfecundity in overweight and obese couples[J]. Hum Reprod, 2007, 22(06): 1634-1637.

[65] BOOTS C, STEPHENSON M D. Does obesity increase the risk of miscarriage in spontaneous conception: a systematic review[J]. Review Semin Reprod Med, 2011, 29(6): 507-513.

[66] COZZOLINO M, GARCÍA-VELASCO J A, MARCOS M, et al. Female obesity increases the risk of miscarriage of euploid embryos[J]. Fertil Steril, 2021(115): 1495-1502.

[67] CANDELORO M, DI NISIO M. Effects of Obesity and Thrombophilia on the Risk of Abortion in Women Undergoing In Vitro Fertilization[J]. Front Endocrinol, 2020(11): 594867.

[68] Committee on Practice Bulletins-Obstetrics. Clinical Management Guidelines for Obstetrician-Gynecologists[J]. Obstetrics & Gynecology, 2021, 137(6): 128-144.

[69] TEEDE H J, MISSO M L, COSTELLO M F, et al. Recommendations from the international evidence-based guideline for the assessment and management of polycystic ovary syndrome[J]. Fertil Steril, 2018, 110(3): 364-379.

[70] WANG Z, GROEN H. Effectiveness of a 6-month Lifestyle Intervention on Diet, Physical Activity, Quality of Life, and Markers of Cardiometabolic Health in Women with PCOS and Obesity and Non-PCOS Obese Controls: One Size Fits All?[J]. Nutrients, 2021(13): 3425.

[71] FONG S L, DOUMA A, VERHAEGHE J. Implementing the international evidence-based guideline of assessment and management of polycystic ovary syndrome (PCOS): how to achieve weight loss in overweight and obese women with PCOS?[J]. J Gynecol Obstet Hum Reprod, 2021, 50(6):101894.

[72] 中华中医药学会《中医体重管理临床指南》专家组. 肥胖症中医诊疗方案专家共识 [J]. 北京中医药大学学报，2022，45（8）：786-794.

[73] UNFPA. Press Release:Nearly half of all pregnancies are unintended-a global crisis, says new UNFPA report[EB/OL].(2022-03-20) [2024-04-05]. https://www.unfpa.org/press/ nearly-half-all-pregnancies-are-unintended-global-crisis-says-new-unfpa-report.

[74] BEARAK J, POPINCHALK A, GANATRA B, et al. Unintended pregnancy and abortion by income, region, and the legal status of abortion: estimates from a comprehensive model for 1990-2019[J]. Lancet Glob Health, 2020, 8(9): e1152-e1161.

[75] BEARAK J M, POPINCHALK A, BEAVIN C, et al. Country-specific estimates of unintended pregnancy and abortion incidence: a global comparative analysis of levels in 2015-2019[J]. BMJ Glob Health, 2022, 7(3): e007151.

[76] RENNER R M, DE GUZMAN A, BRAHMI D. Abortion care for adolescent and young women[J]. Int J Gynaecol Obstet, 2014, 126(1): 1-7.

[77] LIANG M, SIMELANE S, FORTUNY F G, et al. The State of Adolescent Sexual and Reproductive Health[J]. J Adolesc Health, 2019, 65(6S): S3-S15.

[78] TANNE J H. US teen pregnancies, births, and abortions hit historical lows[J]. BMJ, 2014(348): g3249.

[79] SULLY E A, BIDDLECOM A, DAROCH J, et al. Adding It Up: Investing in Sexual and Reproductive Health 2019[R]. New York: Guttmacher Institute, 2020.

[80] DARROCH J, WOOG V, BANKOLE A, et al. Adding it up: Costs and benefits of meeting the contraceptive needs of adolescents[R]. New York: Guttmacher Institute, 2016.

[81] WHO. Newsroom: Adolescent pregnancy[EB/OL]. (2023-06-02)[2024-03-20]. https:// www.who.int/zh/news-room/fact-sheets/detail/adolescent-pregnancy.

[82] 肖璐，陈燕华. 青少年人工流产现状及影响因素的研究进展 [J]. 中国计划生育学杂志，2017，25（03）：206-208.

[83] 郑晓瑛，陈功. 中国青少年生殖健康可及性调查基础数据报告 [J]. 人口与发展，2010，16（03）：2-16.

[84] 谢幸，孔北华，段涛. 妇产科学 [M]. 9 版. 北京：人民卫生出版社，2019：375.

[85] 吴尚纯，张文，顾向应. 人工流产对生殖健康的不利影响 [J]. 中国计划生育学杂志，2016，24（01）：7-10.

[86] SEDGH G, HENSHAW S, SINGH S, et al.Induced abortion: estimated rates and trends worldwide[J].Lancet, 2007, 370(9595): 1338-1345.

[87] WANG T, JIANG Q. Recent trend and correlates of induced abortion in China: evidence from the 2017 China Fertility Survey[J]. BMC Womens Health, 2022, 22(1): 469.

[88] 张维宏，车焱. 中国人工流产后计划生育服务的干预研究：欧盟第七框架 INPAC 项目的设计与实施 [M]. 北京：中国人口出版社，2017.

[89] LUO H, WU S, WANG K, et al. INPAC consortium. Repeat induced abortion in 30 Chinese provinces: A cross-sectional study[J]. Int J Gynaecol Obstet, 2021, 154(3): 532-539.

[90] LIU J, DUAN Z, ZHANG H, et al. Prevalence and risk factors for repeat induced abortion among Chinese women: a systematic review and meta-analysis[J]. Eur J Contracept Reprod Health Care, 2021, 26(6): 513-522.

[91] LIU J, WU S, XU J, et al. INPAC Group.Is Repeat Abortion a Public Health Problem among Chinese Adolescents? A Cross-Sectional Survey in 30 Provinces[J]. Int J Environ Res Public Health, 2019, 16(5): 794.

[92] 程利南. 中国人工流产的现况及思考 [J]. 中国实用妇科与产科杂志，2012，28（09）：641-642.

[93] 刘欣燕，黄薇，郁琦，等. 人工流产术后促进子宫内膜修复专家共识 [J]. 中国实用妇科与产科杂志，2021，37（03）：322-326.

[94] Department of Reproductive Health and Research of WHO. Safe abortion: technical and policy guidance for health systems[M]. 2nd ed. Geneva: World Health Organization, 2012.

[95] 马黔红，韩字研. 人工流产对生育功能的影响 [J]. 实用妇产科杂志，2007（07）：389-391.

[96] SHAH P S, ZAO J. Knowledge Synthesis Group of Determinants of preterm/LBW births. Induced termination of pregnancy and low birthweight and preterm birth: a systematic review and meta-analyses[J]. BJOG, 2009, 116(11): 1425-1442.

[97] SACCONE G, PERRIERA L, BERGHELLA V. Prior uterine evacuation of pregnancy as independent risk factor for preterm birth: a systematic review and metaanalysis[J]. Am J Obstet Gynecol, 2016, 214(5): 572-591.

[98] LYUS R. Cervical preparation prior to second-trimester surgical abortion and risk of subsequent preterm birth[J]. J Fam Plann Reprod Health Care, 2017, 43(1): 70-71.

[99] OLADAPO O T, DIAZ V, BONET M, et al.Cervical dilatation patterns of "low-risk" women with spontaneous labour and normal perinatal outcomes: a systematic review[J]. BJOG, 2018, 125(8): 944-954.

[100] MAKHLOUF M A, CLIFTON R G, ROBERTS J M, et al. Adverse pregnancy outcomes among women with prior spontaneous or induced abortions[J]. Am J Perinatol, 2014, 31(9): 765-772.

[101] ZAFRAN N, MUSA M, ZUAREZ-EASTON S, et al. Risk of preterm birth and low birthweight following consecutive surgical and medical abortions[J]. Arch Gynecol Obstet, 2017, 296(4): 763-769.

[102] KC S, HEMMINKI E, GISSLER M, et al. Perinatal outcomes after induced termination of pregnancy by methods: A nationwide register-based study of first births in Finland 1996-2013[J]. PLoS One, 2017, 12(9): e0184078.

[103] VOCKEL M, RIERA-ESCAMILLA A, TÜTTELMANN F, et al. The X chromosome and male infertility[J]. Hum Genet, 2021, 140(1): 203-215.

[104] 中华医学会小儿外科学分会泌尿外科学组. 性别发育异常中国专家诊疗共识 [J]. 中华小儿外科杂志, 2019, 40（4）: 289-297.

[105] FERLIN A, DIPRESA S, DELBARBA A, et al. Contemporary genetics-based diagnostics of male infertility[J]. Expert Rev Mol Diagn, 2019, 19(7): 623-633.

[106] 陈子江, 田秦杰, 乔杰, 等. 早发性卵巢功能不全的临床诊疗中国专家共识 [J]. 中华妇产科杂志, 2017, 52（9）: 577-581.

[107] JOSHI N, CHAN J L. Female genomics: infertility and overall health[J]. Semin Reprod Med, 2017, 35(3): 217-224.

[108] GRAVHOLT C H, ANDERSEN N H, CONWAY G S, et al. Clinical practice guidelines for the care of girls and women with Turner syndrome: proceedings from the 2016 Cincinnati International Turner Syndrome Meeting[J]. Eur J Endocrinol, 2017, 177(3): G1-G70.

[109] 李晨曦, 党玉洁, 秦莹莹. 特纳综合征患者生育力相关问题的研究进展 [J]. 中华妇产科杂志, 2021, 56（1）: 73-76.

[110] 秦爽, 罗颂平, 鞠蕊. 特纳综合征中国专家共识（2022 年版）[J]. 中国实用妇科与产科杂志, 2022, 38（4）: 424-433.

[111] KALRA R, CAMERON M, STERN C. Female fertility preservation in DSD[J]. Best Pract Res Clin Endocrinol Metab, 2019, 33(3): 101289.

[112] TŠUIKO O, NÕUKAS M, ŽILINA O, et al. Copy number variation analysis detects

novel candidate genes involved in follicular growth and oocyte maturation in a cohort of premature ovarian failure cases[J]. Hum Reprod, 2016, 31(8): 1913-1925.

[113] JIAO S Y, YANG Y H, CHEN S R. Molecular genetics of infertility: loss-of-function mutations in humans and corresponding knockout/mutated mice[J]. Hum Reprod Update, 2021, 27(1): 154-189.

[114] 中华医学会男科学分会. 男性生殖相关基因检测专家共识 [J]. 中华男科学杂志, 2020, 26（9）: 844-851.

[115] LI S M, WANG Q B, LUO W T, et al. Relationship between maternal heavy metal exposure and congenital heart defects: a systematic review and meta-analysis[J]. Environ Sci Pollut Res Int, 2022, 29(37): 55348-55366.

[116] 侯振, 刘嘉茵. 女性生育力评估及其影响因素的评价 [J]. 实用妇产科杂志, 2021, 37（10）: 726-729.

[117] 吴洁. 早发性卵巢功能不全诊断及遗传学进展 [J]. 中国实用妇科与产科杂志, 2018, 34（3）: 243-245.

[118] 陈子江, 孙赟. 早发性卵巢功能不全的遗传因素 [J]. 中国实用妇科与产科杂志, 2021, 37（1）: 7-12.

[119] CHAPMAN C, CREE L, SHELLING A N. The Genetics of Premature Ovarian Failure: Current Perspectives[J]. Int J Women'S Health, 2015(7): 799-810.

[120] FRANCA M M, FUNARI M F A, NISHI M Y, et al. Identification of the first homozygous 1-bp deletion in GDF9 gene leading to primary ovarian insufficiency by using targeted massively parallel sequencing[J]. Clin Genet, 2018, 93(2): 408-411.

[121] PALOMINO J, DE LOS REYES M. Temporal expression of GDF-9 and BMP-15 mRNAs in canine ovarian follicles[J]. Theriogenol, 2016, 86(6): 1541-1549.

[122] MOHAMADHASHEM F, RAFATI M, HOSEININASAB F, et al. Primary ovarian insufficiency with t (5; 13): a case report and literature review on disrupted genes[J]. Climacteric, 2017, 20(5): 498-502.

[123] GHADDHAB C, MORIN C, BRUNEL-GUITTON C, et al. Premature Ovarian Failure in French Canadian Leigh Syndrome[J]. J Pediatr, 2017(184): 227-229.

[124] 曾富玲, 孙维峰. 卵巢早衰的免疫因素研究进展 [J]. 国际生殖健康 / 计划生育杂志, 2018, 37（4）: 316-319.

[125] BORUMANDNIA N, ALAVI M H, KHADEMBASHI N, et al. Worldwide trend analysis of primary and secondary infertility rates over past decades: A cross-sectional

study[J]. Int J Reprod Biomed, 2022, 20(1): 37-46.

[126] SADECKI E, WEAVER A, ZHAO Y L, et al. Fertility trends and comparisons in a historical cohort of US women with primary infertility[J]. Reprod Health, 2022, 19(1): 13.

[127] KE H, TANG S, GUO T, et al. Landscape of pathogenic mutations in premature ovarian insufficiency [J]. Nat Med, 2023, 29(2): 483-492.

[128] MATHIESON I, DAY F R, NICOLA B N, et al. Genome-wide analysis identifies genetic effects on reproductive success and ongoing natural selection at the FADS locus [J]. Nat Hum Behav, 2023, 7(5): 790-801.

[129] 张倩，颜军昊，陈子江. 遗传因素不孕症的诊治策略 [J]. 中华妇产科杂志，2021，56（6）：443-448.

[130] 杨菁，乔杰. 环境变迁与人类生育力改变 [M]. 北京：人民卫生出版社，2020.

[131] 宋贤能，周丽萍. 生育力保护 - 浙江探索与实践 [M]. 北京：中国人口出版社，2020.

[132] WANG P, ZHANG Q H, LI Y M, et al. Airborne persistent toxic substances（PTSs）in China:occurrence and its implication associated with air pollution[J]. Environ Sci Process Impacts, 2017, 19(8): 983-999.

[133] PLUNK E C, RICHARD S, SEAN M. Endocrine-Disrupting Air Pollutants and Their Effects on the Hypothalamus-Pituitary-Gonadal Axis[J]. Int J Mol Sci, 2020, 21(23): 9191.

[134] PIVONELLO C, MUSCOGIURI G, NARDONE A, et al. Bisphenol A: an emerging threat to female fertility[J]. Reprod Biol Endocrinol, 2020, 18(1): 22.

[135] SIFAKIS S, ANDROUTSOPOULOS V P, TSATSAKIS A M, et al. Human exposure to endocrine disrupting chemicals: effects on the male and female reproductive systems[J]. Environ Toxicol Pharmacol, 2017(51): 56-70.

[136] BJÖRVANG R D, HASSAN J, STEFOPOULOU M, et al. Persistent organic pollutants and the size of ovarian reserve in reproductive-aged women[J]. Environ Int, 2021(155): 106589.

[137] JUREWICZ J, RADWAN M, WIELGOMAS B, et al. Parameters of ovarian reserve in relation to urinary concentrations of parabens[J]. Environ Health, 2020, 19(1): 1-8.

[138] LIN S Y, YANG Y C, CHANG C Y, et al. Risk of polycystic ovary syndrome in women exposed to fine air pollutants and acidic gases: a nationwide cohort analysis[J]. Int J Environ Res Public Health, 2019, 16(23): 4816.

[139] WEN X, XIONG Y, QU X L, et al. The risk of endometriosis after exposure to endocrine-disrupting chemicals: a meta-analysis of 30 epidemiology studies[J]. Gynecol

Endocrinol, 2019, 35(8): 645-650.

[140] SIROHI D, RAMADHANI R A L, KNIBBS L D. Environmental exposures to endocrine disrupting chemicals (EDCs) and their role in endometriosis: a systematic literature review[J]. Rev Environ Health, 2020, 36(1): 101-115.

[141] YANG C Y, WANG Y J, CHEN P C, et al. Exposure to a mixture of polychlorinated biphenyls and polychlorinated dibenzofurans resulted in a prolonged time to pregnancy in women[J]. Environ Health Perspect, 2008, 116(5): 599-604.

[142] CHEVRIER C, WAREMBOURG C, GAUDREAU E, et al. Organochlorine pesticides, polychlorinated biphenyls, seafood consumption, and time-to-pregnancy[J]. Epidemiology, 2013, 24(2): 251-260.

[143] BJÖRVANG R D, GENNINGS C, LIN P I, et al. Persistent organic pollutants, prepregnancy use of combined oral contraceptives, age,and time-to-pregnancy in the SELMA cohort[J]. Environ Health, 2020,19(1): 67.

[144] HU Y, JI L, ZHANG Y, et al. Organophosphate and Pyrethroid Pesticide Exposures Measured before Conception and Associations with Time to Pregnancy in Chinese Couples Enrolled in the Shanghai Birth Cohort[J]. Environ Health Perspect, 2018, 126(7): 077001.

[145] MAHALINGAIAH S, HART J E, LADEN F, et al. Adult air pollution exposure and risk of infertility in the Nurses' health study Ⅱ [J]. Hum Reprod, 2016, 31(3): 638-647.

[146] SALLMEN M, BAIRD D D, HOPPIN J A, et al. Fertility and exposure to solvents among families in the Agricultural Health Study[J]. Occup Environ Med, 2006, 63(7): 469-475.

[147] CHIU Y H, WILLIAMS P L, GILLMAN M W, et al. Association between pesticide residue intake from consumption of fruits and vegetables and pregnancy outcomes among women undergoing infertility treatment with assisted reproductive technology[J]. JAMA Intern Med, 2018, 178(1): 17-26.

[148] KAUR M, SHARMA P, KAU R, et al. Increased incidence of spontaneous abortions on exposure to cadmium and lead: a systematic review and meta-analysis[J]. Gynecol Endocrinol, 2022, 38(1): 16-21.

[149] CASEY J A, GEMMILL A, KARASEK D, et al. Increase in fertility following coal and oil power plant retirements in California[J]. Environmental Health, 2018, 17(1): 44.

[150] FRANGIONE B, HINTON P, VILLENEUVE P J. Low-dose ionizing radiation and adverse birth outcomes: a systematic review and meta-analysis[J]. Int Arch Occup

Environ Health, 2023, 96(1): 77-92.

[151]　PADULA A M, HUANG H T, BAER R J, et al. Environmental pollution and social factors as contributors to preterm birth in Fresno County[J]. Environ Health, 2018, 17(1): 70.

[152]　CASSIDY-BUSHROW A E, BURMEISTER C, LAMERATO L, et al. Prenatal airshed pollutants and preterm birth in an observational birth cohort study in Detroit, Michigan, USA[J]. Environ Res, 2020(189): 109845.

[153]　LIU Y, XU J H, CHEN D, et al. The association between air pollution and preterm birth and low birth weight in Guangdong, China[J]. BMC Public Health, 2019, 9(1): 3.

[154]　SIMONCIC V, ENAUX C, DEGUEN S, et al. Adverse Birth Outcomes Related to NO_2 and PM Exposure: European Systematic Review and Meta-Analysis[J]. Int J Environ Res Public Health, 2020, 17(21): 8116.

[155]　KUMAR S, SHARMA A. Cadmium toxicity: effects on human reproduction and fertility[J]. Rev Environ Health, 2019, 34(4): 327-338.

[156]　DOU Y Y, YIN Y, ZHI L, et al. Maternal exposure to metal mixtures during early pregnancy and fetal growth in the Jiangsu Birth Cohort, China[J]. Environ Res, 2022, 215(Pt 2): 114305.

[157]　NEMBHARD W N, MCELFISH P A, AYERS B, et al. Nuclear radiation and prevalence of structural birth defects among infants born to women from the Marshall Islands[J]. Birth Defects Res, 2019, 111(16): 1192-1204.

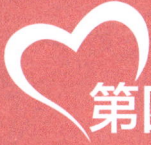

第四章
性传播疾病与生育力

性病是一类主要通过性接触而传播的疾病。早期被定义为由性交而引起的疾病（venereal diseases，VD），包括经典的性病，如梅毒、淋病、软下疳和性病淋巴肉芽肿等。随着更多的通过性行为而传播的疾病被人们所认识，其定义转变为性传播疾病（sexually transmitted diseases，STD）。性传播感染（sexually transmitted infections，STI）是近20年提出的一个定义，是一个更为广泛的定义，考虑到了很多无症状感染的存在。目前可引起性传播感染的病原体已有30多种，从病原学上可分为5大类，即细菌、病毒、原虫、真菌和体表寄生虫。

性传播感染在全球很多国家引起严重的公共卫生问题。进入20世纪以来，性传播感染已成为发展中国家人群失去健康、缩短寿命最主要的原因之一。性传播感染对妇女儿童的危害最大，是引起15～44岁妇女发病和死亡的第二大病因（不包括HIV感染），仅次于产科疾患。需特别关注的是，大多数女性的性传播感染经常是无症状或症状轻微，往往意识不到已经被感染了，由于某些原因而得不到及时治疗，导致并发症和后遗症的发生。盆腔炎是女性淋病和衣原体感染的常见并发症，而盆腔炎的后遗症包括不育、异位妊娠及慢性下腹痛；许多宫颈癌可归因于人乳头瘤病毒感染；母亲感染梅毒后，病原体可穿过胎盘感染胎儿。

20世纪60年代我国曾经宣布消灭了性病，但70年代末期，性病又重新出现，1987年报告13例性病。随着社会和经济的发展，性病不断增加。2021年全国法定传染病统计显示：当年梅毒、淋病报告发病率分别为34.05/10万和9.07/10万（图4-1）。报告发病数居前5位的病种依次为病毒性肝炎、肺结核、梅毒、淋病和布鲁氏菌病；报告死亡数居前 5 位的病种依次为艾滋病、肺结核、病毒性肝炎、狂犬病和流行性出血热。

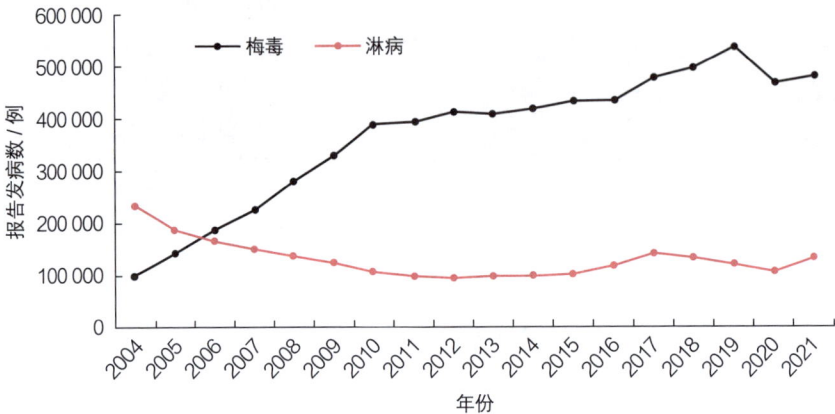

图 4-1　2004—2021 年我国梅毒和淋病报告发病趋势

第一节　盆腔炎症性疾病

盆腔炎症性疾病（pelvic inflammatory disease，PID）是女性上生殖道感染引起的一组疾病，包括子宫内膜炎、输卵管炎、输卵管卵巢脓肿和盆腔腹膜炎。致病微生物多数是由阴道上行而来的，且多为混合感染。淋病奈瑟球菌、沙眼衣原体是主要的致病微生物，一些需氧菌、厌氧菌、病毒和支原体等也常参与。患者因感染的病原体、炎症的轻重、感染范围不同呈现不同的临床表现。PID 主要发生在性活跃的年轻女性中，初潮前、无性生活和绝经后妇女很少发生 PID。由于 PID 临床症状的不典型性，临床缺乏有效确诊手段。美国数据显示，约 200 万育龄妇女自述有 PID 病史。Liu 等进行 1∶2 配对病例对照研究显示，既往衣原体感染和 PID 的患病率在不孕症病例组显著高于对照组。校正混杂因素后，PID 大大增加了不孕症的风险。若 PID 未得到及时的诊断或治疗可导致不孕症、异位妊娠、慢性腹腔痛等，严重影响妇女的生殖健康，增加家庭及社会的经济负担。

一、主要临床表现

患者的体征差异较大，轻者无明显异常。典型体征呈急性病容，体温升高，心率加快，下腹部有肌紧张、压痛及反跳痛，病情严重可出现腹胀、肠鸣音减弱或消失。最常见的症状是下腹痛，呈持续性，活动或性交后加重。其他常见症状为发热、阴道分泌物增多。病情严重时，可有寒战、高热、头痛、食欲不振等。若有脓肿形成，可有下腹包块及局部压迫刺激症状。包块位于子宫前方时可出现膀胱刺激症状，如排尿困难、尿频；包块位于子宫后方可有直肠刺激症状；包块位于腹膜外可致腹泻、里急后重感和排便困难。盆腔检查时，可发现阴道内有脓性分泌物，子宫颈充血、水肿等。

二、常用的辅助检查

常用的辅助检查包括：病原学检查，阴道微生态检查观察有无阴道炎症、子宫颈分泌物沙眼衣原体及淋病奈瑟球菌检测等、子宫颈分泌物培养及药敏试验；血常规、尿常规、C- 反应蛋白及红细胞沉降率等；盆腔器官超声检查；必要时可行盆腔 CT 或 MRI 检查、子宫内膜活检。

根据《盆腔炎症性疾病诊治规范（2019 修订版）》，PID 诊断标准如下。

1. PID 诊断的最低标准　性活跃期妇女及其他患 STI 的高危妇女，如排除其他病因且满足以下条件之一者：子宫压痛；或附件压痛；或子宫颈举痛。

2. PID 诊断的附加标准　口腔温度 ≥ 38.3℃；子宫颈或阴道黏液脓性分泌物；阴道分泌物显微镜检查白细胞增多；红细胞沉降率升高；C 反应蛋白水平升高；实验室检查证实有子宫颈淋病奈瑟球菌或沙眼衣原体感染。

三、治疗原则

以抗菌药物治疗为主，诊断后及时、合理地应用抗菌药物与远期预后直接相关。正确、规范使用抗菌药物可使 90% 以上的 PID 患者治愈，必要时行手术治疗。选择治疗方案时，应综合考虑安全、有效、经济以及患者依从性等因素。一些研究显示，在抗菌药物治疗的基础上，中医中药、物理治疗可发挥一定的作用，特别是减少慢性盆腔痛后遗症发生等方面。经药物治疗的 PID 患者，应在 72 小时内随诊。沙眼衣原体和淋病奈瑟球菌感染的 PID 患者，还应在治疗结束后 4 ～ 6 周再次检测病原体。

（羊海涛）

第二节　梅　　毒

梅毒（syphilis）是由苍白密螺旋体苍白亚种（treponema pallidum subsp. pallidum）（又名梅毒螺旋体）感染人体所引起的一种系统性、慢性的性传播疾病，可引起人体多系统和多器官损害，临床表现多样，可导致组织破坏、功能失常，甚至危及生命。根据感染方式可分为后天获得性梅毒和先天梅毒（胎传梅毒）。后天获得性梅毒又分为早期梅毒和晚期梅毒。早期梅毒指感染梅毒螺旋体 2 年内的梅毒，包括一期、二期和早期隐性梅毒（又称早期潜伏梅毒）。中华人民共和国卫生行业标准《梅毒诊断》（WS 272—2018）中将神经梅毒纳入三期梅毒进行管理。晚期梅毒的病程在 2 年以上，包括晚期良性梅毒、心血管梅毒、晚期隐性梅毒（又称晚期潜伏梅毒）等。一般将不明病期的隐性梅毒归为晚期隐性梅毒范畴，在临床上应对此类患者严格按照《梅毒诊断》标准进行诊断和报告。美国疾病预防控制中心研究数据显示，2021 年美国有 17 万例梅毒病例，比 2017 年增加了 73.95%。2021 年中国梅毒的发病率为 34.05/10 万，较 2017 年减少了 1.29%。世界卫生组织指出，患有梅毒的孕妇可通过胎盘传染给胎儿，引起胎儿宫内感染，可导致流产、早产、死胎或分娩胎传梅毒儿。梅毒可能造成全球每年 350 000 多例不良妊娠结局（其中一半以上是死产或新生儿死亡）。

一、常用的辅助检查

梅毒病原学检测是一期、二期梅毒确诊的重要依据，是 WHO 指定的性病实验室必备项目之一。病原学检测中，暗视野显微镜检查多用于一期梅毒的螺旋体检测，敏感性和特异性分别为 74% ～ 86% 和 85% ～ 100%。国内有研究报道，镀银染色对一期梅毒的检出率（97.3%）高于暗视野显微镜检查法（72.8%）。核酸扩增试验对一期梅毒皮损部位标本检测的敏感性为80%～90%，特异性为95%～99%，对二期和三期梅毒的血液检测敏感性均低于50%。

根据梅毒发生发展的自然规律，结合患者的病史和特征检查，选择适当的检测方法。对疑似一期、二期梅毒的就诊者可以选择病原学检测和血清学检测，无症状就诊者及高危人群梅毒筛查均采用血清学检测。两类梅毒血清学检测均可以作为梅毒初筛的方法，可根据诊疗需求、工作量、技术能力、公共卫生任务的要求等，选择合适的血清学检测策略；目前常用的检测策略有3种，即传统检测策略、逆向检测策略和双检策略。

二、治疗

青霉素是所有类型梅毒首选和最有效的治疗药物，至今尚没有梅毒螺旋体对青霉素耐药的确切依据。只有在青霉素过敏或无法获得青霉素的情况下，才考虑使用其他抗生素。

1. 治疗注意事项 梅毒治疗后可发生吉海（Jarisch-Herxheimer）反应，又称疗后剧增反应，经常见于首剂抗梅毒药物治疗之后数小时，可在24小时内消退。全身反应似流感样症状，包括发热、畏寒、全身不适、头痛、肌肉及骨骼疼痛、恶心、心悸等。因此，在梅毒治疗前应告知患者治疗后可能出现的反应，除非引发其他严重并发症，否则无须特殊处理。晚期梅毒治疗中吉海反应发生率虽不高，但反应较严重，特别是心血管梅毒和神经梅毒患者，可能出现癫痫持续状态等严重反应。因此，患者必须住院治疗，以便及时对出现的各种症状进行相应治疗。

2. 妊娠期梅毒治疗 在妊娠早期，治疗是为了孕妇本身健康及阻断梅毒母婴传播；在妊娠晚期，治疗是为了使受感染的胎儿在分娩前治愈，同时也治疗孕妇。推荐对妊娠期梅毒患者只进行1个疗程的抗梅毒治疗即可。任何时刻只要发现未经正规治疗的孕妇梅毒，均须及时治疗。另外，吉海反应可致孕妇早产或胎儿宫内窒息，应给予必要的医疗监护和处理，但不应因此不治疗或推迟治疗。建议早期梅毒孕妇的治疗应在医生的监护下开展，有条件的情况下，治疗当日最好住院，以便及时对症治疗。

孕妇如对青霉素过敏，目前尚无最佳替代治疗方案，可在无头孢曲松过敏史的情况下谨慎选用头孢曲松，但要注意与青霉素可能的交叉过敏反应。

因我国梅毒螺旋体对大环内酯类药物普遍耐药，所以必须在确保无耐药的情况下，才可使用红霉素治疗梅毒。红霉素不能通过胎盘，因此对胎儿无治疗作用。早期梅毒治疗后在分娩前应每月检查 1 次梅毒血清反应，如 3 个月内血清反应滴度未下降 2 个稀释度，应予以复治。

梅毒经足量规范治疗后，应定期随访观察，包括全身体检和复查非梅毒螺旋体血清学试验滴度。由于没有生物学治愈的标准，目前对治疗效果的评估是基于 60 年以来治疗梅毒的经验。评估早期梅毒治疗有效的标准是：皮肤损害消失，临床症状控制或消失；驱梅治疗结束后 3 ～ 6 个月，患者的非梅毒螺旋体血清学试验滴度较治疗前下降 4 倍或以上。通常情况下，大多数一期梅毒在 1 年内、二期梅毒在 2 年内血清可阴转。晚期梅毒须随访 3 年或更长，判断是否终止观察。心血管梅毒及神经梅毒须随访 3 年或更长，除定期做血清学检查外，还应同时由专科医师进行终身随访，根据临床症状进行相应处理。

（羊海涛　姚　捷）

第三节　淋　病

淋病（gonorrhea）是一种经典的性传播疾病，由淋病奈瑟球菌（淋球菌）感染所致，主要表现为泌尿生殖系统黏膜的化脓性炎症。男性常见表现为尿道炎，女性为宫颈炎。局部并发症男性主要为附睾炎，女性主要为盆腔炎。咽部、直肠和眼结膜也可为原发性感染部位。美国 CDC 研究数据显示，2021 年美国有 71 万例淋病病例，比 2017 年增加了 27.82%。2021 年中国淋病发病率为 9.07/10 万，较 2015 年增加了 23%。淋病是仅次于衣原体感染的第二常见的性传播细菌感染，未经治疗的病例可能导致盆腔炎、异位妊娠、不孕症、流产、胎儿死亡和先天性感染等严重并发症。

一 临床表现

1. 无并发症淋病　约 50% 女性感染者无明显症状。常因病情隐匿而难以确定潜伏期。常见宫颈炎、尿道炎、前庭大腺炎、肛周炎等临床表现。

2. 有并发症淋病 淋菌性子宫颈炎上行感染可导致淋菌性盆腔炎，包括子宫内膜炎、输卵管炎、输卵管卵巢囊肿、盆腔腹膜炎、盆腔脓肿等。淋菌性盆腔炎可导致不孕症、异位妊娠、慢性盆腔痛等不良后果。

二、实验室检查

淋球菌培养的特异性为 100%，敏感性为 85%～95%，为淋病的确诊试验。适用于除尿液外的其他所有临床标本的淋球菌检查。可保存淋球菌菌株做药物敏感性试验是培养的另一优势。

核酸检测的敏感性高于培养，适用于各种类型临床标本的检测。核酸检测应在通过相关机构认定的核酸扩增实验室开展。

三、处理

应根据流行病学史、临床表现和实验室检查结果进行综合分析，慎重作出诊断。应遵循及时、足量、规则用药的原则，根据不同的病情采用相应的治疗方案。治疗后应进行随访。性伴应同时进行检查和治疗。告知患者本人和其性伴完成治疗前禁止性行为。注意多重病原体感染。

近年来对广谱头孢菌素敏感性下降和耐药的淋球菌在全球多个地区出现，WHO、美国 CDC 及欧洲的治疗指南中推荐头孢曲松与阿奇霉素联合治疗方案。根据我国淋球菌耐药监测的结果，2013—2016 年我国淋球菌分离株对阿奇霉素耐药的菌株比率达 18.6%，阿奇霉素不宜作为一线推荐药物；此外，对头孢曲松敏感性下降的菌株比率达 10.8%，并发现国际上流行的头孢菌素耐药型（ST1407 和 FC428）淋球菌。因此，临床上应注意耐药菌株感染，密切观察疗效并及时调整治疗方案。

四、特殊情况的处理

（1）对青霉素过敏的患者中有 1.5%～10% 对头孢曲松等三代头孢菌素有交叉过敏。有青霉素过敏史尤其是过敏性休克和头孢菌素过敏史的患者禁用头孢菌素类抗生素，建议改用大观霉素（但此药对淋菌性咽炎的疗效差）。

（2）妊娠期淋球菌感染，按照不同感染类型，采用相应的非妊娠期患者的治疗方案。对于推断或确诊合并沙眼衣原体感染的孕妇，推荐加用红霉素或阿莫西林。

（羊海涛）

第四节　生殖道沙眼衣原体感染

沙眼衣原体是一类严格在真核细胞内寄生、具有独特发育周期的原核细胞型微生物。生殖道沙眼衣原体感染（genital chlamydial infections，GCI）是很常见的性传播疾病。其临床过程常隐匿、迁延，症状轻微。沙眼衣原体引起的疾病范围广泛，可累及眼、生殖道、直肠等多个脏器，也可导致母婴传播。美国 CDC 研究数据显示，2021 年美国有 164 万例衣原体病例，比 2017 年减少了 3.75%。研究显示，生殖道衣原体感染（GCI）相关的 DNA 氧化损伤和抗氧化能力降低等病理变化可能与输卵管性不孕有关。

一　临床表现

1. 女性感染　70% 以上无症状，因此难以确定潜伏期。有症状者可出现以下临床表现。

（1）宫颈炎：可有阴道分泌物异常，体检可发现宫颈充血、水肿、接触性出血、宫颈管黏液脓性分泌物，阴道壁黏膜正常。

（2）尿道炎：可出现尿痛、尿频、尿急，体检可发现尿道口充血潮红、微肿胀或正常。

（3）盆腔炎：如未治疗或治疗不当，部分患者可上行感染而引起盆腔炎。病程经过通常为慢性迁延性。远期后果包括输卵管性不孕、异位妊娠和慢性盆腔痛。

2. 婴儿和儿童感染

（1）新生儿结膜炎：由患病的产妇传染所致，多在出生后 5 ～ 12 天发生。轻者可无症状，有症状的新生儿表现为轻重不等的化脓性结膜炎，出现黏液性或黏液脓性分泌物、眼睑水肿、睑结膜弥漫性红肿、球结膜炎症性乳头状增生等。

（2）新生儿肺炎：常在 3～16 周龄婴儿发生，表现为鼻塞、流涕，呼吸急促，特征性（间隔时间短、断续性）咳嗽，常不发热。体检发现呼吸急促，可闻及湿啰音。

二、实验室检查

实验室检查方法包括：核酸检测、抗原检测、培养及抗体检测等。

诊断应结合流行病学史、临床表现和实验室检查结果，综合判断。由于生殖道沙眼衣原体感染大多无症状，流行病学史有时也较难确定，因此建议采用敏感性和特异性高的实验室检查以明确诊断。

由于沙眼衣原体具有独特的生物学性质，要求抗生素具有较好的细胞穿透性，可采用延长抗生素疗程，或使用半衰期长的抗生素等方案，提高治疗效果。治疗原则：早期诊断，早期治疗，及时、足量、规则用药。根据不同的病情采用相应的治疗方案。性伴应该同时接受治疗，治疗后进行随访。

三、妊娠期感染推荐治疗方案

阿奇霉素可作为妊娠期沙眼衣原体感染的治疗药物，初步的临床资料显示其是安全、有效的。

由于妊娠期所用药物的疗效相对差，故应开展判愈试验。在行判愈试验后的 3 个月和妊娠后 3 个月还应重复进行生殖道沙眼衣原体检测，以减少或避免胎儿或新生儿感染。判愈试验时间安排：抗原检测试验为疗程结束后的 2 周；核酸扩增试验为疗程结束后的 4 周。建议在治疗后 3～4 个月再次进行沙眼衣原体检测，以发现可能的再感染，防止盆腔炎或其他并发症发生。

（羊海涛）

第五节 尖锐湿疣

尖锐湿疣（condyloma acuminatum）是由人乳头瘤病毒（human papillomavirus, HPV）感染引起，以皮肤黏膜疣状增生性病变为主要表现的性传播疾病，多由 HPV6、HPV11 引起。主要侵犯生殖器、会阴和肛门部位，性接触为主要传播途径，少数人可通过密切接触等非性传播途径而感染。2017 年 10 月 27 日，WHO 国际癌症研究机构公布的致癌物清单中，HPV6 和 HPV11、HPV β 属（5 型和 8 型除外）和 HPV γ 属在 3 类致癌物清单中。潜伏期为 3 周至 8 个月，平均 3 个月。宫颈癌是迄今为止最常见的与 HPV 有关的疾病，绝大多数（95% 以上）宫颈癌由 HPV 引起。其中，HPV16 和 HPV18 引起近 50% 的宫颈重度癌前病变。此外，研究发现 HPV 可能影响女性的生育力，感染 HPV 者妊娠率低于阴性者。一项 meta 分析研究显示，高危 HPV 感染与女性不孕之间存在显著相关性（$OR = 2.33$，95%CI：$1.42 \sim 3.83$，$P = 0.000\,8$）。

一、临床表现

皮损初期表现为局部出现细小丘疹，针头至绿豆大小，逐渐增大或增多，发展为乳头状、鸡冠状、菜花状或团块状的赘生物，可为单发或多发。色泽可从粉红色至深红色（非角化性皮损）、灰白色（严重角化性皮损），乃至棕黑色（色素沉着性皮损）。少数患者因免疫功能低下或妊娠而发生大体积疣，可累及整个外阴、肛周以及臀沟。女性好发于大小阴唇、尿道口、阴道口、会阴、肛周、阴道壁、宫颈等部位；男性好发于龟头、冠状沟、系带、阴茎、尿道口、肛周和阴囊等部位。一般无自觉症状，少数患者可有痒、异物感、压迫感或灼痛感。可因皮损脆性增加、摩擦而发生破溃、浸渍或糜烂，或有出血，或继发感染。女性患者可有阴道分泌物增多。损害可造成患者的心理负担，如焦虑感等。人体暴露于 HPV 后，亚临床感染或潜伏感染可能是最常见的后果。亚临床感染的皮肤黏膜表面外观正常，但 HPV 核酸检测阳性，组织病理检查出现 HPV 感染的表现，醋酸白试验大多阳性。

二、临床诊断

临床诊断：流行病学史（有不安全性行为、多性伴或性伴感染史；或与尖锐湿疣患者有密切间接接触史；或新生儿的母亲为 HPV 感染者）＋临床表现。

确诊病例：同时符合临床诊断和实验室检查。

三、医院内推荐应用方案

CO_2 激光；或液氮冷冻；或高频电治疗；或微波治疗；或光动力治疗。选择治疗方案应综合考虑，并根据个体情况选择。如需考虑疣体数量、大小和位置与范围、患者意愿、费用、不良反应，以及是否有条件实施等因素。

四、亚临床感染的处理

对于无症状的亚临床感染，一般不推荐治疗，因为尚无有效方法清除 HPV 感染细胞，且过度治疗反而易引起潜在不良后果。处理以密切随访及预防传染为主。对于醋酸白试验阳性的可疑感染部位，可视具体情况给予相应治疗（如激光、冷冻、光动力治疗、外用咪喹莫特霜）。

五、随访

尖锐湿疣治疗后的最初 3 个月，应嘱咐患者每 2 周随诊 1 次，如有特殊情况（如发现有新发皮损或创面出血等）应随时就诊，以便及时得到恰当临床处理。同时应告知患者注意皮损好发部位，仔细观察有无复发，复发多在治疗最初的 3 个月。3 个月后，可根据患者具体情况，适当延长随访间隔期，直至末次治疗后 6～9 个月。

六、判愈与预后

尖锐湿疣的临床判愈标准为治疗后疣体消失。目前多数学者认为，治疗后 6～9 个月无复发者，则复发机会减少。尖锐湿疣的预后一般良好，虽然治疗后复发率较高，但通过适宜的处理最终可达到临床治愈。

七 妊娠期感染的处理

妊娠期感染忌用鬼臼毒素和咪喹莫特。因妊娠期疣体增生较快、脆性增加，在妊娠早期应尽早采用物理方法或手术治疗。HPV6 型和 11 型可引起婴幼儿呼吸道乳头瘤病，患尖锐湿疣的妇女所生新生儿有发生该病的风险，但如无其他原因，不建议孕妇终止妊娠，人工流产可增加患盆腔炎性疾病和HPV 上行感染的风险。患尖锐湿疣并不是剖宫产的指征。如孕妇临近分娩仍有皮损，最好在羊膜未破前行剖宫产。必要时需请妇产科和性病科专家联合会诊。新生儿出生后应避免与 HPV 感染者接触。

（羊海涛）

第六节　生殖器疱疹

生殖器疱疹（genital herpes），是由单纯疱疹病毒（herpes simplex virus，HSV）感染生殖器与肛门及周围部位皮肤黏膜，以疼痛性水疱和浅表溃疡为主要特征的一种慢性复发性性传播疾病。HSV 有两种类型：HSV-1 和 HSV-2，多数生殖器疱疹由 HSV-2 引起。据估计，全世界有 4.91 亿 15 ～ 49 岁者（13%）感染 HSV-2。HSV 进入人体后，可终身潜伏，在一定条件下可再度活跃引起复发。生殖器疱疹的复发与一些诱发因素有关，饮酒、疲劳、感冒、焦虑、紧张、性交、月经等是常见诱因。HSV 除可引起生殖器疱疹外，还能引起一系列并发症，也可以经产妇传染给新生儿。如果母亲在妊娠后期首次感染 HSV，则新生儿有患疱疹的风险，估计全球每 10 万例新生儿发生 10 例。但这是一种严重疾病，可能导致持久的神经系统残疾或死亡。美国一项全国性分析显示，1995—2017 年婴儿死亡的出生 - 死亡关联档案中，HSV 相关婴儿死亡人数超过了人类免疫缺陷病毒（HIV）和先天性梅毒导致的死亡人数，而且似乎还在增长。此外，一项 meta 分析研究显示，妊娠期 HSV 感染可能增加自然流产、早产和死胎的风险，OR 值分别为3.81（95%CI：1.96 ～ 7.41）、3.83（95%CI：1.17 ～ 12.54）和 1.78（95%CI：1.08 ～ 2.95）。

一、临床表现

1. 初发生殖器疱疹　指第一次出现临床表现的生殖器疱疹，可以是原发性生殖器疱疹，也可以是非原发性感染。原发性生殖器疱疹是临床表现最严重的一种类型。潜伏期为 1 周（2 ～ 12 天）。女性好发于大小阴唇、阴道口、会阴、肛周等。非原发性生殖器疱疹是既往有过 HSV 感染（主要为口唇或颜面单纯疱疹），再次感染另一型别的 HSV 而出现生殖器疱疹的初次发作。

2. 复发性生殖器疱疹　多出现在感染后 1 ～ 4 个月。复发频率的个体差异较大，平均每年 3 ～ 4 次，多者可达十几次。

3. 不典型或未识别的生殖器疱疹　损害可为非特异性红斑、裂隙、硬结（或疖肿）、毛囊炎、皮肤擦破、包皮红肿渗液等。

4. 亚临床感染　指无临床症状和体征的 HSV 感染。

5. 疱疹性宫颈炎　表现为黏液脓性宫颈炎，出现宫颈充血及脆性增加、水疱、糜烂，甚至坏死。

二、实验室检查

1. 培养法　细胞培养法分离并鉴定 HSV 阳性。

2. 抗原检测　酶联免疫吸附试验或免疫荧光试验检测 HSV 抗原阳性。

3. 核酸检测　核酸扩增法检测 HSV 核酸阳性，多采用 HSV 实时荧光 PCR 法。

此外，血清学检测可以检测不同型别 HSV 的血清抗体，用于复发性生殖器疱疹患者无皮损期的辅助诊断。

三、处置原则

无症状或亚临床型生殖器 HSV 感染者通常无须药物治疗。有症状者的治疗包括全身治疗和局部处理两方面。全身治疗主要是抗病毒治疗和治疗可能的合并感染，局部处理包括清洁创面和防止继发感染。

由于生殖器疱疹极易复发，给患者带来很大的心理压力，引发心理紧张、抑郁或焦虑等不良情绪，心理因素又可影响该病的自然病程。规律的生活习惯，适当体育锻炼，良好的心理状态和避免诱发因素是减少和预防复发的重要措施。因此，在患病早期应及时给予医学咨询、社会心理咨询、药物治疗等综合处理措施。抑制疗法可有效减少生殖器疱疹的复发次数，同时也能预防生殖器疱疹在夫妻及其他性伴间的传播。药物和方案的选择可随患者的可接受性而定。生殖器疱疹的复发频率通常随时间的推延而降低。

四、特殊人群处理

1. 妊娠期生殖器疱疹　目前认为，孕妇初发生殖器疱疹可口服阿昔洛韦治疗；有并发症者，应静脉滴注阿昔洛韦治疗。对于频繁复发或新近感染的孕妇生殖器疱疹，在妊娠最后 4 周时，可通过持续阿昔洛韦治疗以减少活动性损害的出现，从而降低剖宫产率。对于既往有复发性生殖器疱疹病史，但近足月时无复发迹象的孕妇，可不进行阿昔洛韦治疗。对于有活动性皮损或有发作前驱症状的孕妇，在无禁忌证的前提下，可于破膜前行剖宫产术，但剖宫产术并不能完全防止新生儿疱疹的发生。对无活动性皮损的孕妇患者，可从阴道分娩，但分娩后要对新生儿是否出现发热、昏睡、吃奶时吸吮无力、抽搐或发生皮损进行密切监测，以便及时处理。

妊娠末期原发性生殖器疱疹发生母婴传播的风险是复发性生殖器疱疹的 10 倍，因此对于血清抗体阴性的孕妇，即从未感染过疱疹病毒的孕妇，应预防其在妊娠末期感染原发性生殖器疱疹。预防措施包括在妊娠晚期避免性行为，或在性行为时全程使用安全套。

2. 新生儿疱疹　对新生儿的 HSV 感染，应认真评估。既往有生殖器疱疹复发史的孕妇和妊娠前半程获得感染的孕妇，新生儿 HSV 感染的危险性较低（＜1%）；相反，在临近分娩时感染生殖器疱疹孕妇，新生儿 HSV 感染的危险性较高（30%～50%）。需要指出的是，妊娠期间的 HSV 检测并不能预测分娩时的排毒情况，因此，预防新生儿感染，关键在于预防孕妇在妊娠后期感染。

（羊海涛　张学宁）

第七节　艾　滋　病

艾滋病即获得性免疫缺陷综合征（acquired immunodeficiency syndrome，AIDS），是由 HIV 感染引起，以人体 CD4$^+$ T 淋巴细胞减少为特征的进行性免疫功能缺陷，疾病后期可继发各种机会性感染、恶性肿瘤和中枢神经系统病变的综合性疾患。联合国艾滋病规划署（UNAIDS）的数据显示，目前全球有 3 900 万（3 310 万～ 4 570 万）HIV 感染者，2022 年有 130 万 HIV 新发感染，63 万人死于艾滋病相关疾病。HIV 可以通过与感染者发生无保护的性交、使用未消毒的针头 - 注射器、输入被艾滋病病毒污染的血液制品等途径传播，还可由被 HIV 感染的母亲在怀孕、分娩和哺乳期间传播给婴儿。

研究发现，感染 HIV 的妇女患宫颈癌的可能性比未感染者高 5 倍。一项前瞻性队列研究的 meta 分析结果显示，母亲 HIV 感染与早产（$RR = 1.50$，95%CI：1.24 ～ 1.82）、低出生体重（$RR = 1.62$，95%CI：1.41 ～ 1.86）、小于胎龄儿（$RR = 1.31$，95%CI：1.14 ～ 1.51）和死产（$RR = 1.67$，95%CI：1.05 ～ 2.66）的风险增加相关。另一项纳入 29 212 例对象的 meta 分析结果显示，暴露 HIV 未感染的婴幼儿比未暴露未感染者死亡风险增加 70% 以上。

一、窗口期

从人体感染 HIV 到血清中的 HIV 抗体、抗原或核酸等感染标志物能被检测出之前的时期。窗口期内的血液已有感染性。现有诊断技术检测 HIV 抗体、抗原和核酸的窗口期分别为感染后的 3 周、2 周和 1 周左右。

二、HIV 感染的诊断

1. 成人、青少年及 18 月龄以上儿童　符合下列一项者即可诊断。

（1）HIV 抗体筛查试验有反应和 HIV 抗体确证试验阳性。

（2）HIV 抗体筛查试验有反应和核酸定性试验阳性。

（3）HIV 抗体筛查试验有反应和核酸定量试验 > 5 000CPs/mL。

（4）有流行病学史或艾滋病相关临床表现，两次 HIV 核酸检测均为阳性。

（5）HIV 分离试验阳性。

2. 18 月龄及以下儿童　符合下列一项者即可诊断。

（1）为 HIV 感染母亲所生和两次 HIV 核酸检测均为阳性（第二次检测需在出生 4 周后采样）。

（2）有医源性暴露史，HIV 分离试验结果阳性或两次 HIV 核酸检测均为阳性。

（3）为 HIV 感染母亲所生和 HIV 分离试验阳性。

三、AIDS 的诊断

1. 成人及 15 岁（含 15 岁）以上青少年　符合下列一项者即可诊断。

（1）HIV 感染和 $CD4^+$ T 淋巴细胞计数＜ $200/mm^3$。

（2）HIV 感染和伴有至少一种成人 AIDS 指征性疾病。

2. 15 岁以下儿童　符合下列一项者即可诊断。

（1）HIV 感染和 $CD4^+$ T 淋巴细胞百分比＜ 25%（＜ 12 月龄），或＜ 20%（12 ～ 36 月龄），或＜ 15%（37 ～ 60 月龄），或 $CD4^+$ T 淋巴细胞计数＜ $200/mm^3$（5 ～ 14 岁）。

（2）HIV 感染和伴有至少一种儿童 AIDS 指征性疾病。

四、HIV 感染的临床表现

1. 急性 HIV 感染综合征　初次感染 1 个月内出现的发热、咽痛、皮疹、肌肉关节痛、淋巴结肿大、头痛、腹泻、恶心、呕吐等一组临床表现。

2. 持续性全身性淋巴腺病　HIV 感染者无其他原因的腹股沟以外两处或两处以上的淋巴结肿大，直径＞ 1cm，持续 3 个月以上。

3. HIV 消耗综合征　HIV 感染者或 AIDS 患者在半年内出现体重下降超过 10%，伴有持续发热超过 1 个月或持续腹泻超过 1 个月、食欲差、体虚无力等症状和体征。

4. HIV 相关神经认知障碍　HIV 感染所引起的感知和运动神经元的异常，影响日常工作，表现为健忘、注意力难以集中、思维缓慢、抑郁、细微运动功能损害等。

5. 儿童 HIV 相关神经认知障碍　感染 HIV 的儿童出现无其他原因的以下症状之一：大脑发育障碍或萎缩；智力障碍；对称性运动障碍；轻瘫；共济失调或步态紊乱。

我国和 WHO 对 HIV/AIDS 的临床分期见表 4-1。

表 4-1　我国行业标准的 HIV/AIDS 临床分期与 WHO 临床分期对应表

我国标准临床分期	WHO 临床分期
Ⅰ期（HIV 感染早期）	Ⅰ期
Ⅱ期（HIV 感染中期）	Ⅱ～Ⅲ期
Ⅲ期（AIDS 期）	Ⅳ期

我国《艾滋病防治条例》明确指出，医疗机构不得因就诊的患者是艾滋病病毒感染者或者艾滋病患者，推诿或者拒绝对患者其他疾病进行治疗。

预防艾滋病母婴传播应综合考虑三个原则：①降低 HIV 母婴传播率；②提高婴儿健康水平和婴儿存活率；③关注母亲及所生儿童的健康。

预防艾滋病母婴传播的有效措施为：尽早使用抗反转录病毒药物干预＋安全助产＋产后喂养指导。

所有感染 HIV 的孕妇无论其 $CD4^+$ T 淋巴细胞计数多少，或疾病临床分期如何，均应尽早终身服用抗反转录病毒药物。

我国实行 HIV/AIDS 免费治疗。《国家免费艾滋病抗病毒药物治疗手册（第 5 版）》明确提出，我国 HIV 感染者尽量在诊断后 30 天内尽快启动抗病毒治疗，特别是合并进展期疾病的感染者，在诊断后 7 天内启动治疗，前提是没有启动抗病毒治疗的禁忌证。另外，对于有治疗意愿且准备充分的感染者可在诊断当天启动治疗。

在各级政府的高度重视下，我国坚持以母婴健康为中心，政府主导、部门协作、社会参与；坚持综合施策，强化政策统筹，与生育全程服务及传染病防控等工作紧密结合，全面落实干预措施；坚持整体推进、分批评估，突出重点地区和人群，促进服务公平可及。切实做好流动人口、青少年、低收入人群的健康教育和干预服务，减少新发感染。结合婚前保健、孕前检查、青少年保健、性病防治等常规医疗保健服务开展预防母婴传播健康教育和咨询，引导新婚夫妇、备孕夫妻双方尽早接受检测，及早发现育龄妇女感染，及时提供干预措施，指导科学备孕。

经过 20 多年的不懈努力，我国预防艾滋病、梅毒和乙肝母婴传播工作取得了显著成效。2021 年，我国艾滋病母婴传播率从干预前的 34.8% 下降到 3.3%，先天梅毒报告发病率、5 岁以下儿童乙肝表面抗原携带率明显降低，有效减少了疾病代际传递，增进了儿童健康福祉。

为减少艾滋病、梅毒和乙肝三种传染性疾病的代际传递，2022 年 12 月 30 日，国家卫生健康委发布《消除艾滋病、梅毒和乙肝母婴传播行动计划（2022—2025 年）》，提出 2025 年国家层面实现消除母婴传播结果指标：艾滋病母婴传播率由 3.3% 降至 2% 以下，先天梅毒发病率降至 50/10 万活产及以下，乙肝母婴传播率降至 1% 及以下。若如期完成上述指标，中国将达到 WHO 制定的消除艾滋病、梅毒和乙肝母婴传播的认证标准。

（羊海涛）

参考文献

[1] 国家卫生和计划生育委员会. 梅毒诊断：WS 273—2018[S]. 北京：国家卫生和计划生育委员会，2018.

[2] 国家卫生健康委员会. 淋病诊断：WS 268—2019[S]. 北京：国家卫生健康委员会，2019.

[3] 国家卫生和计划生育委员会. 生殖道沙眼衣原体感染诊断：WS/T 513—2016[S]. 北京：国家卫生和计划生育委员会，2016.

[4] 国家卫生和计划生育委员会. 生殖器疱疹诊断：WS/T 236—2017[S]. 北京：国家卫生和计划生育委员会，2017.

[5] 国家卫生和计划生育委员会. 尖锐湿疣诊断：WS/T 235—2016[S]. 北京：国家卫生和计划生育委员会，2016.

[6] 国家卫生健康委员会. 艾滋病和艾滋病病毒感染诊断：WS 293—2019[S]. 北京：国家卫生健康委员会，2019.

[7] 国家卫生和计划生育委员会. 梅毒非特异性抗体检测操作指南：WS/T 491—2016[S]. 北京：国家卫生和计划生育委员会，2016.

[8] 国家卫生健康委员会. 抗菌药物敏感性试验的技术要求 WS/T 639—2018[S]. 北京：国家卫生健康委员会，2019.

[9] 国家卫生健康委员会. 临床微生物学检验标本的采集和转运：WS/T 640—2018[S].

北京：国家卫生健康委员会，2018.

[10] 全国认证认可标准化技术委员会（SAC/TC 261）. 实验室生物安全通用要求：GB 19489—2008[S]. 北京：中国标准化管理委员会，2008.

[11] 中华医学会妇产科学分会感染性疾病协作组. 盆腔炎症性疾病诊治规范（2019 修订版）[J]. 中华妇产科杂志，2019，54（7）：433-437.

[12] 中国疾病预防控制中心性病艾滋病预防控制中心. 国家免费艾滋病抗病毒药物治疗手册 [M]. 5 版. 北京：人民卫生出版社，2023.

[13] 中华医学会感染病学分会艾滋病丙型肝炎学组，中国疾病预防控制中心. 中国艾滋病诊疗指南（2021 年版）[J]. 协和医学杂志，13（2）：203-226.

[14] 谢幸，孔北华，段涛. 妇产科学 [M]. 9 版. 北京：人民卫生出版社，2022：251.

[15] KREISEL K M, LLATA E, HADERXHANAJ L, et al. The Burden of and Trends in Pelvic Inflammatory Disease in the United States, 2006-2016[J]. J Infect Dis, 2021, 224(Suppl 2): S103-S112.

[16] LIU L, LI C, SUN X, et al. Chlamydia infection, PID, and infertility: further evidence from a case-control study in China[J]. BMC Womens Health, 2022, 22(1): 294.

[17] Centers for Disease Control and Prevention. Sexually transmitted disease surveillance 2021[EB/OL]. Atlanta US Department of Health and Human Services, 2021. https://www.cdc.gov/std/statistics/2021/default.htm.

[18] TAYLOR M, ALONSO-GONZÁLEZ M, GÓMEZ, et al. World Health Organization Global Health Sector Strategy on Sexually Transmitted Infections: An Evidence-To-Action Summary for Colombia[J]. Rev Colomb Obstet Ginecol, 2017, 68(3): 193-201.

[19] DERBIE A, MEKONNEN D, WOLDEAMANUEL Y, et al. Azithromycin resistant gonococci: a literature review[J]. Antimicrob Resist Infect Control, 2020, 9(1): 138.

[20] NSONWU-ANYANWU A C, CHARLES-DAVIES M A, TAIWO V O, et al. Female reproductive hormones and biomarkers of oxidative stress in genital Chlamydia infection in tubal factor infertility[J]. J Reprod Infertil, 2015, 16(2): 82-89.

[21] World Health Organization. Cervical cancer [EB/OL].(2022-02-22)[2023-07-06]. https://www.who.int/zh/news-room/fact-sheets/detail/cervical-cancer.

[22] DEPUYDT C E, VERSTRAETE L, BERTH M, et al. Human papillomavirus positivity in women undergoing intrauterine insemination has a negative effect on pregnancy rates[J]. Gynecol Obstet Investig, 2016, 81(1): 41-46.

[23] YUAN S, QIU Y, XU Y, et al. Human papillomavirus infection and female infertility: a

systematic review and meta-analysis[J]. Reprod Biomed Online, 2020, 40(2): 229-237.

[24] World Health Organization. Herpes simplex virus [EB/OL]. (2023-04-05)[2023-07-06]. https://www.who.int/news-room/fact-sheets/detail/herpes-simplex-virus.

[25] SLUTSKER J S, SCHILLINGER J A. Assessing the Burden of Infant Deaths Due to Herpes Simplex Virus, Human Immunodeficiency Virus, and Congenital Syphilis: United States, 1995 to 2017[J]. Sex Transm Dis, 2021, 48(8S):S4-S10.

[26] SHI T L, HUANG L J, XIONG Y Q, et al. The risk of herpes simplex virus and human cytomegalovirus infection during pregnancy upon adverse pregnancy outcomes: A meta-analysis[J]. J Clin Virol, 2018(104): 48-55.

[27] Joint United Nations Programme On HIV/AIDS. The path that ends AIDS: UNAIDS Global AIDS Update 2023[M]. Geneva: Joint United Nations Programme on HIV/AIDS, 2023.

[28] STELZLE D, TANAKA L F, LEE K K, et al. Estimates of the global burden of cervical cancer associated with HIV[J]. Lancet Glob Health, 2021, 9(2): e161-e169.

[29] WEDI C O, KIRTLEY S, HOPEWELL S, et al. Perinatal outcomes associated with maternal HIV infection: a systematic review and meta-analysis[J]. Lancet HIV, 2016, 3(1): e33-e48.

[30] BRENNAN A T, BONAWITZ R, GILL C J, et al. A meta-analysis assessing all-cause mortality in HIV-exposed uninfected compared with HIV-unexposed uninfected infants and children[J]. AIDS, 2016, 30(15): 2351-2360.

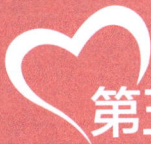

第五章

生育力筛查

第一节 初筛项目

一 生育力评估的时机

一对配偶未采取避孕措施，有规律性生活至少 12 个月未能获得临床妊娠，即可诊断不孕症，当女方年龄 ≥ 35 岁，诊断时间可以提前到 6 个月。女性不孕症的发生率在 20 ~ 24 岁为 6%，25 ~ 29 岁为 9%，30 ~ 34 岁为 15%，35 ~ 39 岁为 30%。39 岁以后生育力迅速下降，即"折枝"现象；而 41 岁以后为生育的终末期，40 ~ 44 岁的不孕率已高至 64%。因此，对于有生育要求的女性，≥ 35 岁者在试孕达 6 个月后应得到及时的生育力评估与治疗；＞ 40 岁者生育力的评估更为急迫，可考虑直接行试管婴儿助孕。

需要立即启动生育评估的情况包括：①月经周期不规则，包括周期长度＜ 25 天，经间出血，月经过少或闭经；②已知或疑似存在子宫 / 输卵管 / 腹膜病变，既往有盆腔手术史、盆腔感染，或合并子宫内膜异位症；③已知或疑似男性生育力低下；④性功能障碍者；⑤存在易导致卵巢储备减少的遗传或后天因素（例如化疗、辐射暴露后、FMR1 基因预突变）。

除此之外，特定情况下的人群也需要进行生育力评估，例如：反复妊娠丢失、男方非梗阻性无精子症、需要供精助孕的患者等。

二、初次就诊生育力问诊

进行生育力评估时，需对患者情况进行全面细致的问诊。具体内容包括：夫妇双方年龄（特别是女方年龄）、不孕年限、既往生育史；月经史、生殖系统和其他系统疾病史、产科病史、家族史、既往史、手术史、助孕史、过敏史等。

1. 年龄 年龄是评估女性生育力最重要、最直观的指标。女性生育能力随年龄增长而下降，临床上表现为妊娠率降低、流产率增加和平均生育间隔时间延长等，其根本原因在于随着年龄的增长，卵巢内可募集的储备卵泡数减少的同时，卵母细胞质量下降，非整倍体率增加。此外，随着年龄的增长，盆腔炎症、输卵管炎症、子宫肌瘤、子宫内膜异位症、血栓性疾病、合并妇科和其他系统疾病的风险增加，子宫内膜的容受性下降也是造成高龄妇女生育力下降的重要因素。

2. 病史采集

（1）与生育力有关的病史：包括试孕现况、生育史、一般妇科病史、产科病史、家族史等。初诊时，应详细询问与生育力有关的病史，包括患者的婚育史、同居备孕年限、性生活情况、避孕措施、既往孕产史及有无并发症。了解夫妻双方的试孕现状，包括未避孕未孕的具体时间、性交频率、生育需求等。如果存在性功能障碍，包括男方勃起功能障碍、射精功能障碍、性交困难，女方阴道痉挛，性欲下降等，可以通过专科诊疗，进行适当处理，必要时采用阴道内或宫腔内人工授精助孕。

（2）既往生育史：重点关注患者既往的妊娠结局，如果存在生化妊娠、早期或晚期自然流产、异位妊娠、引产、死产史，需详细询问其不良妊娠的治疗经过，分析不良妊娠的具体病因。对于反复妊娠丢失的患者，建议双方行染色体检测，必要时进行解剖形态、自身免疫、生殖内分泌等多维度检查。对存在妊娠期糖尿病、妊娠期高血压疾病、胎儿宫内生长受限等母儿并发症患者，在备孕及妊娠阶段应加强监测，做好保健指导。

（3）罕见和遗传病史：建议对罕见病夫妇或生育过罕见病患儿的家庭，在生育/再生育前进行遗传咨询，建立家庭谱系，借助现代的基因检测技术，进行生育风险评估，指导生育决策。明确致病基因位点和遗传方式后，借助胚胎植入前遗传学检测（PGT）技术，可以防止单基因遗传病患儿的出生，阻断突变基因在家系中的传播。询问家族中有无近亲婚配，有无出生缺陷、发育迟缓、遗传病及不孕不育、过早绝经（＜40岁）、反复妊娠丢失及遗传性癌症综合征的患者，必要时可进行携带者筛查。

（4）身心健康史：需详细询问患者近期心理、情绪、进食、运动情况及体重改变等；是否有泌乳、多毛、痤疮的情况。对患者全身健康状况也应重视，询问是否存在可能影响生育能力的全身性疾病、专科疾病或其他危险因素；有无盆腔炎症性疾病史、盆腔或腹腔手术史，结核病等特殊传染病、性传播疾病史，是否患甲状腺疾病、自身免疫性疾病等全身性疾病；有无慢性疾病药物治疗史。

（5）个人和家族史：对患者的个人史及家族史也应详细询问，包括是否为早产、多胎、领养等；是否吸烟、酗酒，是否有成瘾性药物服用史或吸毒史；了解患者的职业以及生活、工作环境，是否有毒物接触史，以排除不良工作、生活环境对精子及卵母细胞质量的影响。

3. 月经史 仔细询问患者的初潮年龄、月经周期和经期时间、是否有自发的月经来潮、月经周期是否有改变。月经周期在一定程度上反映了排卵情况。正常月经周期规律（24～38天），持续时间正常（≤8天），可有轻度经前不适症状（乳房触痛、排卵痛、腹胀感），往往伴随正常的排卵。只有很少部分患者有规律月经而无排卵，因此月经史可以初步评估排卵是否异常。如果月经周期＜21天或＞35天，或突然出现月经改变甚至闭经，则需要警惕排卵障碍有关的问题。严重痛经者需要注意排查子宫内膜异位症和腺肌症；月经过少伴反复宫腔操作史的患者需要排除宫腔粘连。

有学者认为，月经周期的长度可能有助于评估卵巢储备功能。2020年一项纳入12 000多名女性的meta分析显示，相较于正常周期（28～31日）和长周期（32～35日）者，短周期（21～27日）者卵巢储备功能降低，表现为抗米勒管激素（AMH）水平和窦状卵泡计数（AFC）较低。

4. 既往史和手术史 接诊时应了解患者既往相关疾病史，包括既往结核病等特殊传染病史、性传播疾病（STD）史及治疗情况；盆腔或腹腔手术史、自身免疫性疾病史、外伤史以及幼时的特殊患病史、慢性疾病服药史、药物过敏史等。尤其需要重视患者既往的妇科疾病或手术史、放疗史、化疗史等。

（1）妇科疾病及手术史：多种妇科疾病均会对患者的生育力造成损害。①子宫内膜病变，比如子宫内膜炎症、粘连、息肉等影响子宫内膜微环境，干扰受精卵的着床；②子宫肌瘤，包括黏膜下子宫肌瘤，或影响宫腔形态的肌壁间肌瘤，均可能导致不孕或流产；③卵巢肿瘤压迫和侵袭卵巢皮质和血管，干扰卵泡的发育和正常排卵。

不同发育阶段的卵泡都存在于卵巢皮质中。在良性卵巢囊肿剥除术中，卵巢皮质的损失在所难免。此外，手术对于卵巢组织的破坏和出血、渗出造成的术后盆腔粘连也可能影响患者的生育能力。为了减少手术对卵巢储备的损伤，建议术中用缝合止血替代高功率的电凝止血，并注意减少卵巢门的损伤，保护卵巢血供。术中精细操作，保持卵巢组织创面湿润，降低腔镜手术气腹压力，减少术后发生盆腔粘连的风险。对于复发性卵巢囊肿剥除，或交界性卵巢肿瘤，经多学科会诊评估，结合患者意愿行保留生育功能的手术。研究显示，行保留生育手术的交界性卵巢肿瘤患者，术后生存期不受影响，但妊娠率下降 20% ～ 30%，10% ～ 35% 存在不孕。

（2）放化疗史：化疗对卵泡的损伤具有累积效应且不可逆转。在众多化疗药物中，烷化剂如环磷酰胺和苯丁酸氮芥对卵巢的损伤极大，其他化疗药物如白消安、顺铂和阿霉素也会造成卵巢功能下降。相较而言，甲氨蝶呤、氟尿嘧啶和长春新碱对生育力的损伤较小。

放疗对生育力的损害一方面是对子宫的破坏，另一方面是对卵巢功能的影响。盆腔放疗对卵巢功能的影响与辐射剂量及患者年龄、卵巢储备有关。若放疗剂量不足 60rad（$1rad = 10^{-2}Gy$）将不会对任何年龄段女性生育力造成影响。当放射剂量达到 500 ～ 800rad 时，将造成 70% 的女性不孕。

三、初次就诊的体格检查

初次就诊时应进行全身检查，重点包括甲状腺检查、乳腺检查、妇科检查。

1. 全身检查　与生育力有关的全身检查，需关注患者的体格发育及营养状况，如身高、体重、体质指数、腰臀比、嗅觉、第二性征、甲状腺体积和质地、皮肤和毛发分布等。多毛、痤疮、脱发或黑棘皮征提示雄激素增高。营养不良、体重过轻、超重、肥胖等均对生殖内分泌产生不利影响，需要多学科联合对患者进行体重和代谢的管理。

女性全身各系统能否承受妊娠也是生育力评估的重点内容。糖尿病、高血压、肥胖、甲状腺疾病、血液系统疾病等都影响妊娠安全，需积极治疗，待病情稳定再咨询备孕。一些疾病，如先天性心脏病伴心功能不全、慢性肾炎伴肾功能不全、系统性红斑狼疮的活跃期等，对妊娠期母婴存在极大风险，不宜进行助孕和生育力保存。

2. 甲状腺及乳腺检查

（1）甲状腺检查：甲状腺的触诊非常关键，建议有经验的专科医生进行检查。通过触诊判断甲状腺的质地和大小、结节、压痛或颈腺病。如果扪诊发现患者甲状腺快速长大或不对称结节伴压痛，需转诊至专科，行进一步甲状腺超声检查。必要时行细针穿刺活检，明确病变的病理类型。

（2）乳腺检查：进行乳腺检查时，需询问患者是否存在乳腺疼痛、乳房肿块或乳头溢血、溢液。定期自行对乳腺进行手诊检查，并由专科医生对乳腺和腋窝进行视诊及触诊。有些特殊的乳腺病变（如乳腺派吉特病）仅表现为皮肤水肿的炎性改变，因此在查体时需关注乳房皮肤是否发生变化。

3. 妇科检查　妇科检查包括外阴、阴道窥器和宫颈检查及阴道双合诊。从未有性生活的女性可用直肠双合诊代替。检查主要内容：①外阴：发育、阴毛分布、阴蒂大小；②阴道：通畅、弹性、黏膜色泽和分泌物性状；③子宫颈：光滑、是否有赘生物；④子宫体：位置、大小、轮廓形状、质地、活动度、触痛和结节；⑤附件：增厚、包块和压痛。

通过妇科检查可以发现与生育相关的重要体征：例如直肠子宫陷凹（Douglas 窝）、直肠阴道隔、子宫骶韧带的触痛和 / 或结节，与子宫内膜异位症相关；子宫增大、形态不规则者，可结合超声诊断子宫肌瘤或腺肌症；子宫活动度欠佳、附件增厚，可能是盆腔炎性后遗症的重要体征；阴道 / 宫颈结构异常，则提示米勒管发育异常所致的畸形，可能导致晚期流产和不孕。避免在月经期、子宫输卵管造影、宫腔操作手术的周期做妇科双合诊检查。

四、生育力评估其他检查

1. 宫颈癌筛查　在进行生育力评估，积极备孕及准备人工助孕时，应按规范进行宫颈癌前筛查。目前，我国尚未将预防性人乳头瘤病毒（HPV）疫苗接种纳入国家免疫规划，子宫颈癌筛查作为妇科检查的常规项目，是早发现、早诊断、早治疗宫颈病变的有效手段。世界卫生组织（WHO）在2021 年《世界卫生组织子宫颈癌前病变筛查和治疗指南》中推荐筛查起始年龄为 30 岁。鉴于我国目前子宫颈癌发病的年轻化趋势，我国在 2017 年《子宫颈癌综合防控指南》中推荐自 25 ～ 30 岁开始进行宫颈筛查。推荐的筛查方案包括细胞学筛查每3年1次、HPV筛查每5年1次、HPV和细胞学联合筛查每5年1次。针对高危人群，推荐缩短筛查间隔并提前筛查起始年龄。

2. 妇科超声检查 推荐经阴道妇科超声检查。标准的检查内容包括测量子宫大小、形态和位置；子宫内膜（分型及厚度）；子宫肌层和宫颈形态；双侧卵巢大小、AFC和优势卵泡；输卵管是否有积液等。三维超声成像对发现宫腔粘连、息肉、内膜增生、子宫畸形等也很敏感。

（1）AFC：AFC指早卵泡期通过经阴道超声（transvaginal ultrasound，TVS）可检测到的卵巢内直径2～9mm的窦卵泡数，是评估卵巢储备的重要指标之一。AFC与年龄呈负相关，可以直观反映卵巢储备，37岁明显减少。2011年的Bologna标准中将AFC＜5枚作为预示卵巢储备降低的标准。研究发现，在促排卵周期中，若双侧卵巢AFC＜5枚时，卵巢低反应和周期取消风险增加，妊娠率下降；当AFC＞20枚或符合卵巢多囊样改变（至少单侧卵巢AFC＞12枚），提示卵巢高反应，在卵巢刺激中需警惕卵巢过度刺激综合征（OHSS）的发生。AFC与卵泡刺激素（FSH）、抑制素B（INH-B）相结合，可明显提高对卵巢储备及控制性促排卵中卵巢反应的预测性。

（2）卵巢体积及平均卵巢直径：卵巢体积能在一定程度上反映卵巢储备能力。卵巢的正常体积为4.0～6.0cm³，卵巢体积＜3cm³提示卵巢储备下降。平均卵巢直径（MOD）为任一侧卵巢两个相互垂直平面最大径线的均值，作为卵巢体积的测量指标，以20mm作为MOD的界值，MOD＜20mm预示卵巢储备降低。

卵巢体积及MOD易受月经周期（卵泡及黄体）及卵巢囊肿的影响，因此，也有学者不支持将这2个指标纳入卵巢储备能力的评估。

（3）子宫动脉血流：近年来有研究报道，可通过监测卵巢动脉血流、卵巢间质血流及卵泡周围血流的各项参数以预测卵巢储备功能、卵泡的成熟度及排卵。另外，通过子宫动脉的血流参数预测子宫内膜容受性，也是近几年发展起来的反映女性生育力的指标。子宫动脉血流评估参数包括阻力指数（resistive index，RI）、搏动指数（pulsatility index，PI）及收缩期峰值流速（peak systolic velocity，PSV）。临床上大多将PI和RI联合进行评估。PI、RI数值低，表示血管阻力低，卵巢和子宫血流灌注良好；反之则子宫内膜容受性降低。但是具体哪些超声参数与卵巢储备、卵泡的成熟度、子宫容受性有直接关系，尚未有明确定论。

3. 乳腺影像检查　主要包括乳腺超声、乳腺 X 线钼靶检查以及乳腺磁共振成像。在中国乳腺癌筛查人群中，致密型乳腺女性比例高达 49.2%，因此将超声作为单独筛查手段的意义更大，可将其作为首选筛查方式。我国《中国女性乳腺癌筛查指南（2022 年版）》推荐，从 18 岁开始进行乳腺癌相关知识的宣教和乳腺查体。而对于携带 *BRCA1/2* 基因突变的高患癌风险人群，推荐将影像筛查的时间提前。对于有乳腺癌家族史的高危女性，开始筛查年龄应比家族中患癌年龄最小者提前 10 岁，但应 ≥ 25 岁。

（徐嗣亮　丁　卫）

第二节　进一步检查项目

一　排卵功能评估

约有 15% 的不孕夫妇有排卵障碍问题，占女性不孕症的 40%；排卵功能障碍最常见的原因包括：多囊卵巢综合征（PCOS）、肥胖和胰岛素抵抗、围绝经期、体重增加或减少、过度运动、甲状腺疾病和高催乳素血症等。评估排卵功能的方法如下。

1. 月经史　评估女性生育力应详细询问月经史，可以帮助预测排卵。对于月经规律，周期为 21 ～ 35 天的女性，大部分有规律的排卵，但也存在 1% ～ 14% 偶发无排卵周期。

月经稀发，或有闭经史，可以作为排卵障碍的重要依据，建议进一步排查确定潜在病因，并不一定强求进行系统的排卵监测。

2. 黄体期孕酮测定　在排卵周期适当时间进行血清孕酮测定，可提供可靠和客观的排卵评估；孕酮测量通常应在预期下一次月经来潮前 1 周左右进行，而不是任何一个特定周期日（如第 21 天）进行。孕酮水平 > 3ng/mL 提示近期可能排卵；孕酮水平可以在几个小时内波动七倍，单次孕酮值可以用来确认排卵，但不能评估黄体的质量。

3. 排卵预测试剂盒　固相酶联免疫法试纸测定尿黄体生成激素（LH），

可以识别排卵前 1～2 天内 LH 峰，准确度因产品而异。周期不规律的女性，很难预判测定时间，因此阴性预测可能不准确。

4. 阴道超声检查　阴道超声是评估卵巢储备和排卵的有用工具，通过跟踪监测优势卵泡，最能客观反映卵泡生长状况，观察是否有优势及成熟卵泡排卵，并同步反映子宫内膜的发育状况。

阴道超声卵泡监测的常规方案如下。

（1）对于月经周期 28～30 天的女性，优势卵泡（直径＞10mm）从月经周期的第 6～8 天开始发育，推荐初次监测的时间在月经周期的第 11～12 天，之后根据优势卵泡的大小安排后续监测时间，通常每个周期 B 超监测的次数应控制在 3～4 次。当卵泡直径达 18～23mm 时，预示卵泡已经成熟，可以等 48～72 小时后，或者自测基础体温升高＞0.2℃（通常＞36.7℃）后，B 超观察卵泡是否消失或塌陷，帮助判断是否已经排卵。对于有卵泡成熟无法自然排出的女性，可以肌内注射绒毛膜促性腺激素（hCG）5 000～10 000IU 模拟体内 LH 峰，帮助卵子排出。注意：超声观察卵泡是否塌陷以判断排卵，存在一定的误差，仅可提供参考。

（2）特殊人群的排卵监测：对于月经周期不规则的患者，应根据月经周期的长短，适当调整初次监测的时间，月经周期较长者适当推后，月经周期较短者适当提前。也可以根据以往卵泡发育的速度，相应调整本次监测的间隔时间；对于以往提早排卵的女性，当卵泡发育至 14mm 以上，就应增加监测频次。

5. 基础体温　廉价、不可靠；考虑到测试的烦琐性及缺乏准确性，不推荐常规进行测试。

6. 子宫内膜活检　黄体中期的内膜组织学检查，以分泌期改变判断排卵后的孕激素影响，缺乏准确性和精确性，因此并不推荐。

7. 激素水平检测　仅用于寻找月经稀发或无排卵的原因。女性的性腺卵巢接受下丘脑 - 垂体轴的激素调控，垂体分泌的促性腺激素包括：FSH、LH、泌乳素（PRL）、促甲状腺激素（TSH），卵巢分泌的性激素包括：雌二醇（E_2）、睾酮（T）和孕激素（P）、AMH，这些激素共同调控卵泡的发育。检测血清激素水平，可了解女性的卵巢基础状态，并对排卵障碍的类型进行诊断。

对于月经稀发、闭经女性，建议进行基础性激素六项、甲状腺激素检测，疑似卵巢储备减退者进行 AMH 的检测。对于月经稀发合并溢乳者应注意 PRL；雄激素异常升高的女性，还需要重点检测性激素球蛋白（SHBG）、硫酸脱氢表雄酮（DHEA-S）、基础孕酮和 17-OH 孕酮、促肾上腺皮质激素（ACTH）、皮质醇（F）等，帮助进行高雄激素的鉴别诊断，包括库欣综合征、先天性肾上腺皮质增生症、肾上腺和卵巢分泌雄激素肿瘤以及 PCOS。

需要注意的是，女性周期中 FSH、LH、E_2、P 等激素呈周期性分泌规律，不同时间点检测有很大的差别；而 AMH、T、PRL、DHEA-S 等激素则没有明显的周期改变。因此需要具备生殖内分泌专业知识，结合月经周期的不同时间，才能正确解读激素检测报告的意义。

二、卵巢储备评估

卵巢储备（ovarian reserve），指人类女性卵巢皮质内含有的原始卵泡，可以作为反映女性生育力的一项重要指标。当卵巢储备下降（DOR），提示卵巢对于刺激的反应能力下降，可能预示着生育力的降低。但 DOR 并不等同于不能怀孕或生育力绝对低下。

对育龄期女性，卵巢储备检测的目的是预测卵巢"年龄"和对促性腺激素刺激的反应。对于可疑卵巢功能减退的生育力低下的女性，例如高龄、不孕、既往卵巢手术或盆腔手术史、月经周期改变、对促排卵药物反应不良，或接受过放疗或化疗的患者，建议进行卵巢储备功能的评估。对于生育力正常的女性，不推荐常规进行卵巢储备功能评估。评估卵巢功能的方法如下。

1. 基础性激素测定　主要为月经周期第 2 ～ 3 天的基础 FSH、LH、和 E_2 测定。正常月经周期中，基础 FSH、LH 均维持在 5 ～ 10IU/L，FSH 判断卵巢储备比 LH 更有价值。

（1）卵巢储备衰竭：基础 FSH > 40IU/L、LH 升高或 > 40IU/L，为卵巢储备功能衰竭；如发生于 40 岁以前，称为卵巢早衰（POF）。

（2）DOR：FSH > 10U/L 提示卵巢功能开始减退，基础 FSH/LH > 3 提示卵巢储备功能降低。有时，基础 FSH 在正常范围，但 E_2 > 80pg/mL，也可能是卵巢功能不良的表现。

2. 经阴道超声（评估卵泡期 AFC 和卵巢体积）　超声测量正常卵巢的体积大约在 $30 \times 20 \times 20mm^3$，先天性卵巢发育不良、绝经后、卵巢肿瘤和囊肿剥除手术、卵巢的放疗化疗等原因，都可能导致卵巢体积缩小，特纳综合征患者的卵巢多呈条索状。

AFC 是指通过阴道超声测量双侧卵巢内直径为 2～10mm 的所有窦卵泡的计数总和，双侧卵巢正常的 AFC 应＞9 枚。在人工助孕的卵巢刺激中，AFC 和获卵数有线性相关性，简单来说就是 AFC 越多，促排卵可以获得的卵子数目越多；AFC 越少，刺激周期取消率越高。AFC 和卵巢对促排卵药的反应性相关，对制定个体化的卵巢刺激方案可能有益。但是 AFC 和临床妊娠率以及活产率的相关性并不确定，也不能预测胚胎质量。

3. AMH AMH 由发育中的小窦卵泡的颗粒细胞持续分泌。因此，AMH 水平和早期 AFC 密切相关，分泌水平不随月经周期变化，即在整个周期中 AMH 的表达量基本稳定。

AMH 水平和卵巢刺激的获卵数线性相关。和 AFC 相比，AMH 水平可能间接预测胚胎质量，和胚胎种植率和临床妊娠率有关，具有一定程度的预测试管婴儿活产率的价值。AMH 测定有益于制定个体化的卵巢刺激方案，决定促排卵药的启动剂量，对高 AMH 水平患者使用相对低剂量药物，或者选择温和刺激方案，有助于降低 OHSS 的风险。

AMH 还可以作为 PCOS 潜在的诊断指标之一。有研究显示，当 AMH 取 3.94ng/mL 为临界值时，其对 PCOS 诊断的特异性为 89.8%，敏感性为 80%。

三、子宫筛查

低生育力的女性约有 16.2% 合并子宫异常，最常见的是子宫内膜息肉（13%）、黏膜下肌瘤（2.8%）和宫腔粘连（0.3%）。在子宫异常出血的女性中，子宫异常的患病率增加至 39.6%。评估子宫的方法如下。

1. 超声检查 评估子宫解剖结构的最佳成像方式。

2. 三维超声和盆腔磁共振（MRI）成像 对复杂的子宫异常进行进一步筛查。

3. 子宫输卵管造影（HSG） 可以观察子宫腔的大小和形状；在诊断无症状不孕妇女的子宫内膜息肉和黏膜下肌瘤时，HSG 的敏感性（50%）和阳性预测值（positive predictive value，PPV）（30%）相对较低。

4. 超声子宫造影术（SHG） 包括将生理盐水注入宫腔后的经阴道超声检查，可以更好地确定宫腔的大小和形状，对宫腔内占位（子宫内膜息肉、黏膜下肌瘤、粘连）检测具有较高的阳性预测值（＞90%）和阴性预测值。

5. 宫腔镜检查 诊断和治疗子宫内疾病的金标准。

四、输卵管通畅度检查

输卵管因素是导致女性不孕的主要原因之一。目前在临床上对于输卵管通畅度的检查方法有 HSG、超声引导下子宫输卵管显影、宫腔镜下输卵管插管通液和腹腔镜下输卵管通液。这几种方法各有优缺点。

1. HSG　通过宫颈向宫腔内注入造影剂进行 X 线摄片检查，观察造影剂从输卵管进入盆腔的情况和分布，显示宫腔形态和判断输卵管是否通畅。X 线摄片的 HSG 是判断输卵管通畅度的一线检查，其优点是方便廉价、操作简单、设备要求低、对输卵管远端通畅的判断比较准确。缺点是对近端梗阻有一定的假阳性，有放射性辐射，需要一定的设备条件。碘油造影剂需要间隔 24 小时两次摄片。

HSG 结果是对子宫和输卵管间接的形态观察，准确性高度依赖患者的病史、盆腔双合诊、造影的技术和图像的判读，还要结合超声鉴别。因此不能仅依靠 X 线摄片的"判定"，应结合临床综合诊断。

2. 超声引导下子宫输卵管造影　在 B 超监测下向子宫、输卵管注入特殊的造影剂，动态观察造影剂从子宫、输卵管流出的情况，了解输卵管的通畅度。优点是可以通过三维成像同时观察子宫形态，发现单角子宫、残角子宫、双子宫、双角子宫、子宫纵隔以及宫腔粘连。缺点是检查结果相比 X 线 HSG 判断输卵管通畅度误差略高、三维成像耗时长、设备和造影剂昂贵、对超声医生的技术要求较高等。

3. 宫腔镜下输卵管插管通液　在宫腔镜下向输卵管开口插管推注美兰液体，根据推注的阻力及返流现象了解输卵管通畅度的检查方法。优点是对于 HSG 提示的输卵管不显影，可以通过插管通液进一步证实或排除假阳性，同时可以对输卵管进行导丝疏通，对宫腔异常进行诊断和治疗。缺点是对输卵管远端积水及盆腔粘连包裹无法判断。

4. 腹腔镜下输卵管通液　在腹腔镜直视下，通过从子宫输卵管通液观察输卵管伞端染料液流出情况，判断输卵管通畅度。优点是可直观观察输卵管形态，诊断输卵管病变准确度高，可同时对输卵管和盆腔病变如盆腔粘连进行治疗，也有 3% 假阳性率。还可以同时对盆腔子宫内膜异位症和其他腹膜因素的不孕病因进行诊断和治疗。缺点是价格相对昂贵，存在一定手术风险，因此不推荐作为评估输卵管通畅性的常规方法。

1. 甲状腺功能评估　甲状腺是内分泌系统的一个重要器官，分泌甲状腺素，参与机体内各种物质的新陈代谢，对生长发育、女性卵巢功能及月经都有一定的影响。女性甲状腺功能亢进（甲亢）或甲状腺功能减退（甲减）都影响性激素代谢及卵巢功能，进而影响女性的生殖健康。研究发现，不孕症患者中甲状腺功能减退症发病率、甲状腺自身抗体阳性率显著高于自然妊娠人群，提示甲状腺疾病与不孕症有密切关系。血清促甲状腺素（TSH）和游离甲状腺素 T_4（FT_4）、总 T_4（TT_4）是评估甲状腺功能的第一线指标。甲状腺过氧化物酶抗体（TPOAb）、甲状腺球蛋白抗体（TGAb）、甲状腺微粒体抗体是诊断甲状腺自身免疫的指标。

（1）甲状腺功能亢进症与不孕：甲亢引起的性腺功能紊乱，与其严重程度密切相关，轻度甲亢在起病之初，大多月经周期无改变，随后卵巢内分泌功能受影响，雌孕激素分泌和释放增多，导致子宫内膜增生过度，出现月经过多过频，引发异常子宫出血、痛经及经前紧张综合征等；甲亢发展至中重度时，导致性激素分泌紊乱和排卵障碍，引起月经稀发，月经量减少，闭经，甚至不孕不育。

甲亢发生在青春期前，会影响性成熟，青春期后发生会影响生殖功能，月经周期延长或缩短，经量可减少，生育率下降，流产率增高。

（2）甲状腺功能减退症与不孕：甲减时甲状腺激素分泌减少，对垂体促甲状腺激素释放激素（TRH）和 TSH 的反馈抑制作用减弱，可诱发高泌乳素血症（PRL），导致月经过多、月经稀发、闭经、流产或不孕等。如果出生后即发生甲减，可发生性成熟延迟。研究表明，甲减与不孕症密切相关。一般人群中育龄期女性的甲减患病率为 2%～4%。近期的一项研究结果显示，394 例不孕患者中，23.9% 为甲减或亚临床甲减，76% 的甲减患者在治疗后 1 年内成功自然妊娠。

（3）甲状腺自身免疫与不孕：TPOAb、TGAb 及 TSH 受体抗体（TRAb）是甲状腺自身免疫功能亢进的标志。PCOS 和子宫内膜异位症常伴有甲状腺自身免疫的异常。建议对不孕女性，尤其是子宫内膜异位症或 PCOS 患者，筛查甲状腺功能和甲状腺自身免疫抗体，必要时予以处理。

由此可见，甲状腺功能异常可能与育龄妇女不孕有关，建议对该人群进行甲状腺激素筛查，以便及时治疗，但阳性检测结果需要复查验证。对女性甲状腺功能的评估对于判断女性生育力、预测生育结局、降低不良妊娠风险有重要意义。

2. 免疫性不孕　自 1922 年 Meaker 首次提出免疫性不孕的概念后，研究者在不孕症患者血清中发现了多种生殖免疫性抗体，这些抗体与不孕不育的发生相关。免疫因素所致不孕因其病因和发病机制繁杂，越来越受到重视，研究表明，20% ～ 40% 的不孕症是由免疫因素介导。临床检测中常见的免疫性不孕的检测指标包括：抗心磷脂抗体、抗 β_2 糖蛋白抗体、狼疮抗凝物及抗核抗体等。

上述自身免疫抗体，可以通过与各种磷脂及蛋白质融合，干扰各种依赖磷脂的凝血及抗凝因子，引发免疫反应，选择性作用于血管内皮细胞和血小板上的磷脂，造成前列腺素的合成变化，磷脂的活性降低，直接影响纤维蛋白溶酶原激活剂释放和蛋白融化，作用于胚胎滋养层表面的磷脂依赖抗原，使合体滋养层细胞的形成时间不够，子宫对胚胎的接受能力减弱，维持妊娠的胎盘激素水平失调，出现胎盘血管内血小板凝聚，导致胎盘缺血，最终引发流产。

免疫性不孕机制复杂，在临床诊断中需要甄别，不建议对备孕女性或有明确不孕因素的不孕女性常规进行免疫抗体的筛查。对于不明原因不孕、反复妊娠丢失及辅助生殖助孕中反复种植失败者，建议进行免疫性不孕的合理筛查，采取一定的预防措施、降低不良妊娠风险，但同时也应避免过度诊断和过度治疗。

（马　翔　张　园　刘嘉茵）

参考文献

[1] BAIRD D T, COLLINS J, EGOZCUE J, et al. Fertility and ageing[J]. Hum Reprod Update, 2005, 11(3): 261-276.

[2] YOUNIS J S, ISKANDER R, FAUSER B C, et al. Does an association exist between menstrual cycle length within the normal range and ovarian reserve biomarkers during the reproductive years? A systematic review and meta-analysis[J]. Hum Reprod Update, 2020, 26(6): 904-928.

[3] NITECKI R, CLAPP M A, FU S S, et al. Outcomes of the First Pregnancy After Fertility-Sparing Surgery for Early-Stage Ovarian Cancer[J]. Obstet Gynecol, 2021, 137(6): 1109-1118.

[4] SPEARS N, LOPES F, STEFANSDOTTIR A, et al. Ovarian damage from chemotherapy and current approaches to its protection[J]. Hum Reprod Update, 2019, 25(6): 673-693.

[5] VOLODARSKY-PEREL A, COHEN Y, ARAB S, et al. Effects of cancer stage and grade on fertility preservation outcome and ovarian stimulation response[J]. Hum Reprod, 2019, 34(3): 530-538.

[6] 中华医学会生殖医学分会第四届委员会. 不孕女性亚临床甲状腺功能减退诊治的中国专家共识 [J]. 中华生殖与避孕杂志, 2019, 39（8）: 609-621.

[7] 中华预防医学会妇女保健分会. 子宫颈癌综合防控指南 [M]. 北京: 人民卫生出版社, 2017.

[8] LA MARCA A, SUNKARA S K. Individualization of controlled ovarian stimulation in IVF using ovarian reserve markers: from theory to practice[J]. Hum Reprod Update, 2014, 20(1): 124-140.

[9] JAYAPRAKASAN K, CAMPBELL B, HOPKISSON J, et al. A prospective, comparative analysis of anti-Mullerian hormone, inhibin-B, and three-dimensional ultrasound determinants of ovarian reserve in the prediction of poor response to controlled ovarian stimulation[J]. Fertil Steril, 2010, 93(3): 855-864.

[10] HENDRIKS D J, MOL B W, BANCSI LÁSZLÓ F J, et al. Antral follicle count in the prediction of poor ovarian response and pregnancy after in vitro fertilization: a meta-analysis and comparison with basal follicle-stimulating hormone level[J]. Fertil Steril, 2005, 83(2): 291-301.

[11] SMART A E, OBAJIMI G O, ADEKANMI A J. A Comparative Study of Uterine Artery Doppler Parameters and Endometrial Characteristics in Women with Unexplained Infertility and Fertile Women at a Nigerian Teaching Hospital[J]. West Afr J Med, 2022, 39(5): 451-458.

[12] MOSHER W D, PRATT W F. Fecundity and infertility in the United States: incidence and trends[J]. Fertil Steril, 1991, 56(2): 192-193.

[13] BAIRD D D, MCCONNAUGHEY D R, WEINBERG C R, et al. Application of a method for estimating day of ovulation using urinary estrogen and progesterone metabolites[J]. Epidemiology, 1995, 6(5): 547-550.

[14] WATHEN N C, PERRY L, LILFORD R J, et al. Interpretation of single progesterone measurement in diagnosis of anovulation and defective luteal phase: observations on analysis of the normal range[J]. Br Med J(Clin Res Ed), 1984, 288(6410): 7-9.

[15] Practice Committee of American Society for Reproductive Medicine in collaboration with Society for Reproductive Endocrinology and Infertility. Optimizing natural fertility: a committee opinion[J]. Fertil Steril, 2013, 100(3): 631-637.

[16] MCGOVERN P G, MYERS E R, SILVA S, et al. Absence of secretory endometrium after false-positive home urine luteinizing hormone testing[J]. Fertil Steril, 2004, 82(5): 1273-1277.

[17] Practice Committee of the American Society for Reproductive Medicine, Practice Committee of the American Society for Reproductive Endocrinology and Infertility. Fertility evaluation of infertile women: a committee opinion[J]. Fertil Steril, 2021, 116(5): 1255-1265.

[18] COUTIFARIS C, MYERS E R, GUZICK D S, et al. Histological dating of timed endometrial biopsy tissue is not related to fertility status[J]. Fertil Steril, 2004, 82(5): 1264-1272.

[19] LA MARCA A, PATI M, ORVIETO R, et al. Serum anti-mullerian hormone levels in women with secondary amenorrhea[J]. Fertil Steril, 2006, 85(5): 1547-1549.

[20] ACOG. ACOG Practice Bulletin No. 194 Summary: Polycystic Ovary Syndrome[J]. Obstet Gynecol, 2018, 131(6): 1174-1176.

[21] Practice Committee of the American Society for Reproductive Medicine, Practice Committee of the American Society for Reproductive Endocrinology and Infertility. Testing and interpreting measures of ovarian reserve: a committee opinion[J]. Fertil Steril, 2020, 114(6): 1151-1157.

[22] STEINER A Z, PRITCHARD D, STANCZYK F Z, et al. Association Between Biomarkers of Ovarian Reserve and Infertility Among Older Women of Reproductive Age[J]. JAMA, 2017, 318(14): 1367-1376.

[23] American Society for Reproductive Medicine, American College of Obstetricians, Gynecologists' Committee on Gynecologic Practice. Prepregnancy counseling: Committee Opinion No. 762[J]. Fertil Steril, 2019, 111(1): 32-42.

[24] TUR-KASPA I, GAL M, HARTMAN M. A prospective evaluation of uterine abnormalities by saline infusion sonohysterography in 1009 women with infertility or abnormal uterine bleeding[J]. Fertil Steril, 2006, 86(6): 1731-1735.

[25] SOARES S R, BARBOSA M M, CAMARGOS A F. Diagnostic accuracy of sonohysterography, transvaginal sonography, and hysterosalpingography in patients with

uterine cavity diseases[J]. Fertil Steril, 2000, 73(2): 406-411.

[26] SALLE B, GAUCHERAND P, DE SAINT H P, et al. Transvaginal sonohysterographic evaluation of intrauterine adhesions[J]. J Clin Ultrasound, 1999, 27(3): 131-134.

[27] Practice Committee of the American Society for Reproductive Medicine. Role of tubal surgery in the era of assisted reproductive technology: a committee opinion[J]. Fertil Steril, 2021, 115(5): 1143-1150.

[28] MAHEUX-LACROIX S, BOUTIN A, MOORE L, et al. Hysterosalpingosonography for diagnosing tubal occlusion in subfertile women: a systematic review with meta-analysis[J]. Hum Reprod, 2014, 29(5): 953-963.

[29] DOSIOU C. Thyroid and Fertility: Recent Advances[J]. Thyroid, 2020, 30(4): 479-486.

[30] MINTZIORI G, KITA M, DUNTAS L, et al. Consequences of hyperthyroidism in male and female fertility: pathophysiology and current management[J]. J Endocrinol Invest, 2016, 39(8): 849-853.

[31] VERMA I, SOOD R, JUNEJA S, et al. Prevalence of hypothyroidism in infertile women and evaluation of response of treatment for hypothyroidism on infertility[J]. Int J Appl Basic Med Res, 2012, 2(1): 17-19.

[32] BUCCI I, GIULIANI C, DI DALMAZI G, et al. Thyroid Autoimmunity in Female Infertility and Assisted Reproductive Technology Outcome[J]. Front Endocrinol (Lausanne), 2022(13): 768363.

[33] DEROUX A, DUMESTRE-PERARD C, DUNAND-FAURE C, et al. Female Infertility and Serum Auto-antibodies: a Systematic Review[J]. Clin Rev Allergy Immunol, 2017, 53(1): 78-86.

[34] HASBANI G, KHAMASHTA M, UTHMAN I. Antiphospholipid syndrome and infertility[J]. Lupus, 2020, 29(2): 105-117.

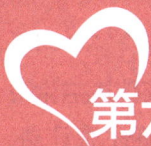

第六章 · 生育咨询

第一节　婚前与新婚期

做好生育计划，对个人和家庭都具有非常重要的意义。婚前或新婚期，如果暂时没有生育打算，应做好避孕措施，避免意外怀孕；如果已有生育打算，要为孕育新生命做好准备，优生优育。也就是说，对于身体健康的婚前或新婚期夫妇，可以按照她（他）们的生育计划进行生育咨询。

一、婚前与新婚期健康夫妇的生育咨询

1. 了解婚前医学检查　婚前医学检查俗称婚检，是出生缺陷的一级预防措施，也是对准备结婚的男女双方可能患有影响结婚和生育的疾病进行的医学检查。建议所有夫妇都进行婚检，婚检包括病史询问、体格检查和一些实验室检查（如血常规、尿常规、乙肝表面抗原、梅毒、艾滋病等）等，若发现有遗传性疾病、精神疾病、传染病以及与生育有关的生殖系统疾病等，需要及时就诊、治疗并咨询是否适宜婚育及注意事项等。

2. 生育计划制定　婚前或新婚期夫妇对于生育需要有一定的规划，除了社会、经济、家庭、工作以及个人意愿等，在进行生育规划时还要考虑以下因素。

（1）年龄：女性生育年龄对妊娠结局影响较大。目前认为女性最佳生育年龄为 23 ～ 29 岁，随着年龄的增加，女性生育能力逐步下降。因此在制定生育计划时需要考虑双方的年龄因素，尽量选择较优的年龄段生育。

（2）健康状况：若女性有月经异常、子宫肌瘤、多囊卵巢综合征、卵巢功能不全、子宫内膜异位症、子宫肌腺症等妇科疾病，或存在其他影响生育力的因素，或经过生育力评估发现生育力下降时，不宜盲目推迟生育计划，而应及时就医，根据医生建议合理安排生育。

3. 2年内有或无生育计划的生育咨询建议

（1）新婚夫妇若2年内有生育计划，可考虑短效避孕方法如复方短效口服避孕药（COC）、复方避孕针（combined injectable contraceptive，CIC）或使用避孕套，当然也可以知情选择后使用长效可逆避孕方法（LARC）如宫内节育器（intrauterine device，IUD）、皮下埋植剂等。对于年轻夫妇即使无生育计划，也不建议采用男性或女性绝育术。

（2）婚前或新婚夫妇若2年内无生育计划，建议首选LARC如IUD、皮下埋植剂等。若不愿意选择LARC，可坚持正确使用COC、CIC或避孕套等。

4. 了解受孕时机　对于月经周期规律的女性，预计下次月经来潮的第一天往前数14天，即为预期排卵日，因为精子通常能存活3天左右，卵子存活24小时左右，因此可以从预期排卵日前5日开始性生活，隔日一次，直至排卵后一天，以增加受孕概率。

5. 备孕前的准备　备孕的夫妇建议戒烟戒酒，避免有毒有害环境，规律作息，适当运动，均衡饮食，使身心都处于一个比较良好的状态。若有体重过重或过轻，建议先调节到正常体重范围，体质指数（BMI）在 $18.5 \sim 25kg/m^2$ 之间。如果有长期服用的药物，需检查药物说明书并咨询医生，以确定是否要调整用药或停药。

女性孕前3个月开始补充叶酸（每日服用0.4～0.8mg），可显著降低胎儿神经管缺陷的发生率。妊娠期风疹或水痘病毒感染可对胎儿造成影响，因此建议在孕前三个月接种相应疫苗。很多女性有喝咖啡的习惯，目前研究建议备孕或孕期咖啡因的摄入量应控制在每天低于200～300mg，也就是每天1～2杯以下的量。

（二）临床生育咨询常见问题及答疑

1. 婚前或新婚期使用避孕方法，会影响今后生育吗

除了男性或女性绝育术外，其他避孕方法在停用后都可以恢复生育能力。IUD、皮下埋植剂、COC、CIC 等停药 1 年时的妊娠率和未使用人群相似。目前多数研究结果认为，停药后妊娠也不会影响子代的健康。IUD、皮下埋植剂、COC 停用，恢复正常月经周期即可妊娠。

2. 做过常规体检或婚检还有必要做孕前检查吗

常规体检、婚检或因患病就诊检查，均与孕前检查侧重点不一样。比如大多数单位的常规体检并不包括传染病检查；婚检一般也不做优生筛查；因病就诊检查也仅局限于当时的身体状况及寻找发病原因等。若近期已经做了常规体检、婚检或即时发病的一些检查，备孕前虽可考虑进行孕前检查，但不提倡，以避免过度检查。

3. 备孕未成功多长时间需要就医

生育咨询中常发现，有些夫妇备孕 2 ～ 3 个月没怀孕就非常焦虑，其实怀孕是概率事件，并不是排卵期同房了就一定会怀孕，所以，咨询时需告知并指导备孕夫妇。

（1）要放松心情、抓住时机、科学备孕。

（2）正常性生活未避孕 12 个月未孕才能定为不孕症。

（3）如果备孕时间超过了 12 个月仍未受孕，需及时去医院就诊检查不孕的原因。

对于年龄大于 35 岁的女性，若连续 6 个月或更短时间尝试怀孕未成功者，更应及时就医，进行积极评估和治疗；年龄＞ 40 岁的女性，若有生育计划，应立即进行积极生育评估，以及时采取相应的诊治措施。

（方爱华　钱金凤）

第二节　产后生育咨询

产后是妇女一生中最特殊的生理时期。无论是经阴道还是经腹部分娩，产后妇女的子宫、阴道和骨盆肌肉等都要经历逐渐复旧的过程，伴随一起恢复的还有女性的排卵能力以及性生活，以达到生育能力的恢复。根据产后妇女的不同特征及家庭情况，制定个性化的生育指导，产后生育咨询至关重要。

一 生育间隔咨询

生育间隔（inter-pregnancy interval，IPI）是指末次分娩与下一次妊娠之间的间隔。IPI 受多种因素影响，如文化、宗教、家庭组成、财政资源、医疗资源及社会环境等。了解产后 IPI 时长对女性生殖健康至关重要。

1. 经阴道分娩生育间隔 世界卫生组织（WHO）建议 IPI 为 2～3 年。最佳生育间隔也需根据前次妊娠结局、母体状况及家庭情况综合考虑，个体化制定。例如女性的年龄超过 35 岁，IPI 应在 12 个月左右，因为 35 岁以后女性及其配偶的生育能力下降，不孕症概率升高；高龄还会导致妊娠并发症和出生缺陷发生率的升高。若是接受过辅助生殖技术（assisted reproductive technology，ART）的再孕女性，建议活产后至下次 ART 开始应至少间隔 12 个月，不要超过 60 个月。产后再生育高龄状态的生育咨询，详见本章第四节相关内容。

2. 剖宫产后生育间隔 剖宫产术后子宫切口恢复较慢，伤口纤维瘢痕修复、瘢痕成熟和瘢痕机化这几个过程都需要较长时间，但并非间隔时间越长越好。有研究显示，剖宫产术后 6～12 个月子宫切口瘢痕尚未完全修复，术后 2～3 年瘢痕肌肉化的程度达最佳状态。10 年以上的瘢痕组织肌肉化逐渐退化、收缩功能减退，组织逐渐失去弹性，再次妊娠子宫破裂可能性增加。因此建议：子宫下段剖宫产术后间隔 18～24 个月最佳，且在孕前还需要行子宫剖宫产瘢痕处组织的评估。

二 剖宫产瘢痕子宫再生育咨询重点

1. 产后再次妊娠前评估

（1）个体化评估：子宫手术的类型、次数、前次手术距离本次生育咨询的时间、手术指征及手术方式等。资料显示，剖宫产术后 6～12 个月子宫切口瘢痕尚未完全修复，术后 2～3 年瘢痕肌肉化的程度达最佳状态。10 年以上的瘢痕组织肌肉化逐渐退化、收缩功能减退，组织逐渐失去弹性，再次妊娠子宫破裂可能性增加。

（2）孕期监测：孕早期监测主要在于及时发现剖宫产瘢痕部位妊娠（cesarean scar pregnancy，CSP）；孕中期监测要点在于随访胎盘情况，关注有无前置胎盘及胎盘植入情况。值得强调的是，瘢痕子宫再次妊娠在整个孕期都应警惕子宫破裂，以免发生生育器官及生育功能损伤。

2. 告知剖宫产后再次妊娠可能出现的风险

（1）瘢痕部位妊娠：据报道，剖宫产术后再次妊娠时发生瘢痕部位妊娠的概率逐年增高，为 1/2 216 ～ 1/1 800。

（2）前置胎盘与胎盘植入：前置胎盘发生率，经剖宫产分娩的再孕女性与经阴道分娩的再孕女性相比明显增高（OR：1.48 ～ 3.95）。前置胎盘及胎盘植入发生率随着既往剖宫产次数的增加而显著增高，当剖宫产史 ≥ 5 次时，前置胎盘的发生率为 3.7%；胎盘植入风险增高 30 倍。当前，胎盘植入在产后出血及产时子宫切除的原因中占据首位。

（3）子宫破裂：有报道显示，妊娠晚期发生子宫破裂，剖宫产瘢痕子宫占 88%。

3. 剖宫产子宫瘢痕憩室咨询 剖宫产子宫瘢痕憩室（cesarean scar diverticulum，CSD）又称为剖宫产术后子宫切口缺损（previous cesarean scar defect，PCSD），指剖宫产术后子宫切口愈合不良，子宫瘢痕处肌层变薄，形成一个与宫腔相通的凹陷或腔隙，导致部分患者出现一系列相关的临床症状。2019 年发布的《剖宫产术后子宫瘢痕憩室诊治专家共识》指出：临床诊断为子宫憩室，憩室瘢痕厚度 < 3mm，且有再生育需求的女性需要经过瘢痕修复方能备孕，修复方式有腹腔镜手术、经阴道修复手术及开腹手术。瘢痕憩室的不同手术方式有不同的避孕时间，行子宫瘢痕切除术女性需避孕 2 年，行瘢痕"折叠对接缝合术"女性可在术后 6 个月酌情计划妊娠。因此，评估 CSD 手术后的愈合情况有利于再次受孕。

三、产后盆底康复咨询

盆底障碍性疾病（pelvic floor dysfunction，PFD）包括子宫脱垂、阴道前后壁脱垂、压力性尿失禁等，是影响女性日常生活和身心健康的常见疾病。大量研究已证实，PFD 是由妊娠及分娩所引起的损伤，而且怀孕与分娩的次数越多，PFD 的发病率就越高。大多数在产后早期及时进行盆底康复治疗后损伤都是可逆的。

产妇在产后 6 周（即产后 42 天）恶露基本已净，身体解剖结构基本恢复正常，器官、组织功能也开始慢慢恢复，发挥其原有功能。此时，进行盆底肌锻炼等康复治疗，促进阴部神经的恢复、再生，阻止盆底结缔组织大量的增生、重构、纤维化，保持产妇原盆腔结构的完整性，从而降低盆底障碍性疾病的发生率。女性产后盆底康复治疗主要包括：盆底肌训练、低频电刺激、生物反馈治疗。盆底康复治疗不仅可以增强盆底肌力，还可降低压力性尿失禁发生率、改善阴道脱垂、减轻盆腔脏器脱垂患者症状、改善性生活质量等，成为目前临床上重要的康复治疗手段。

四、产后避孕相关问题咨询

产后女性无论是否有再生育需求，或为在生育间隔期间避免发生非意愿妊娠，需选用合理、有效的避孕方法，以利于妇女生殖健康。

产后避孕方法选择：根据 WHO 避孕方法选用的医学标准，将产后避孕方法时机汇总，详见表 6-1。

表 6-1　产后常用避孕方法的时机

序号	避孕方法	纯母乳喂养	部分母乳喂养或人工喂养
1	哺乳闭经避孕法	即刻	不能使用
2	含铜宫内节育器	WHO：产后即时至 48 小时之内，或产后 4 周后 我国 *：产后即时或产后 6 周后	
3	释放孕激素宫内节育器	WHO：产后 4 周后 我国 **：不早于产后 6 周	
4	皮下埋植避孕剂	不能使用	人工喂养可以使用
5	女性绝育	产后 7 天以内，或产后 6 周后	
6	男性绝育	妻子分娩后尽早	
7	单纯孕激素注射针	产后 6 周	
8	复方口服避孕药	产后 6 个月后，需要谨慎使用	产后 6 周后，需要谨慎使用
9	男用避孕套	每次性生活并正确使用	

注：1. 表内未曾提及的避孕方法（如外用避孕药、安全期避孕、体外排精等）在产后妇女中不推荐；2. 产后放置宫内节育器的时机还应根据恶露、子宫复旧、伤口愈合等情况综合选择；3. 不同产品按照药品说明书要求使用。

* 产品说明书；** 《陈新谦新编药物学》（第 18 版）（人民卫生出版社）。

五、产后再次妊娠相关疾病咨询

1. 产后妊娠并发症的评估　产后妇女可能存在妊娠期并发症史，且发病随妊娠年龄增长，再生育时的妊娠期风险增加，故此类女性再孕前咨询应密切关注。

（1）妊娠期高血压疾病：既往有子痫前期病史的妇女，控制体重有利于降低疾病的复发。此类妇女再孕前应给予合理的饮食指导，调整 BMI 可有效降低发病率。

（2）妊娠期糖尿病：妊娠期糖尿病（GDM）发病率日渐增高，经产妇发病率约为 8%。孕前给予个体化的膳食管理及饮食方案，例如甘油三酯高的人群，须指导其多摄入鱼肉等不饱和脂肪酸食物并控制体重。有研究表明，早期锻炼可显著降低 GDM 的发病风险。孕前可采取药物控制，多囊卵巢综合征患者可使用二甲双胍，维生素 D 缺乏人群补充维生素 D 等。

（3）妊娠期肝内胆汁淤积症：妊娠期肝内胆汁淤积症（intrahepatic cholestasis of pregnancy，ICP）特点为突发的不可预计的胎儿宫内死亡，国内报道的发病率为 1%～4%。孕前或建卡初诊时应详细询问前次妊娠及分娩情况，对于既往有 ICP 病史的经产妇，孕期应监测肝功能和胆汁酸水平，时间点应早于既往妊娠的发病孕周，以后每 2～4 周重复。

此外，既往有其他内科并发症的女性，再孕前应联合内科给予病情评估。孕前及早孕期可根据既往病情给予相应治疗，待疾病控制到允许妊娠或继续妊娠时，再决定是否妊娠或继续妊娠。

2. 遗传咨询　既往有出生缺陷患儿分娩史，也为生育咨询适用人群。在孕前针对具体疾病进行遗传咨询，可将产前诊断的关口前移，可部分减少孕期介入性产前诊断的必要性。部分遗传病需在孕前明确基因携带及遗传方式，也需要通过生育咨询予以指导。

总之，在三孩及多孩时代，我们不仅需要孩子的数量，更应注重孕育的过程和拥有健康的后代。因此，做好产后生育咨询，能为更多的产妇及家庭保驾护航。

（方爱华　何晓英）

第三节 人工流产或自然流产后生育咨询

人工流产（induced abortion，artificial abortion）是指因非意愿妊娠、疾病等原因而采用人工的方法终止妊娠。在我国，自然流产（spontaneous abortion，SA）定义为妊娠不足 28 周、胎儿体重不足 1 000g 而妊娠终止者，主要包括生化妊娠、空孕囊、胚胎发育停止、胚胎或胎儿死亡、胚胎及其附属物排出或未排出（亦称稽留流产）等表现，有时候也需采用人工方法促使妊娠组织排出。人工流产会破坏妇女自身防护屏障，损伤子宫内膜，对生殖系统及其功能产生潜在的危害，直接威胁妇女生殖健康，同时也会对妇女精神和心理造成不良影响。所以，需重视对人工流产或自然流产后妇女的健康指导，针对不同女性群体的生育需求做好生育咨询工作，显得格外重要。

一、流产后有近期生育需求的生育咨询建议

1. 流产后再次妊娠前的避孕建议

通常卵巢在流产后 2～3 周即恢复排卵，最早恢复排卵时间为流产术后 11 天。有研究显示，人工流产后第 1 个月恢复排卵率约为 67.4%；37.0% 女性在人工流产后月经恢复前有性生活，其中 2.3% 女性发生非意愿妊娠。另外，流产后 6 个月内再次妊娠发生胎盘异常、低出生体重儿的风险亦增加。故临床上建议流产后再次受孕女性应至少间隔 6 个月，以利于机体恢复至最佳受孕状态，即待子宫内膜充分修复后再考虑妊娠；并建议流产后半年内应严格避孕，采取有效的避孕措施。

对于近期有生育需求的妇女，一般选择简单易用、对生育功能保护、避孕效果好、安全稳定可逆的避孕方法。例如 COC、CIC、避孕套等，指导其正确使用，以避免 6 个月内的再次妊娠。医护人员需要提供避孕咨询服务，帮助患者选择最合适的避孕方法，并在流产治疗后立即启动。

2. 流产后子宫内膜的修复建议

人工流产手术时会将子宫妊娠蜕膜全部吸出，吸管的负压和刮匙的搔刮，均可能损伤子宫内膜基底层，发生子宫内膜再生障碍及纤维结缔组织增

生，导致宫腔粘连或薄型子宫内膜而引起胚胎着床困难，造成继发不孕。另外，自然流产或药物流产者因流产后出血时间较长，易发生继发感染，也会造成子宫内膜损伤及修复障碍。因此，建议对于人工流产发生子宫内膜损伤的高风险人群进行子宫内膜修复治疗。这类高风险人群包括流产次数≥2次、稽留流产、感染性流产、不全流产清宫术、有胎盘粘连史以及有子宫内膜息肉切除、子宫黏膜下肌瘤切除、宫腔粘连或子宫畸形矫正等宫腔手术史者。目前临床上促进子宫内膜修复的方法有 COC 等雌孕激素类药物、中药、仿生物电刺激等。近年来临床上应用的超声波子宫复旧仪，是采用低强度超声聚焦技术，利用超声的穿透性和可汇聚性，将超声能量经腹壁直接送达子宫；利用超声的机械效应、热效应和空化效应产生生物学效应，促进子宫内膜修复、防止粘连并恢复子宫弹性，有待大样本应用效果证实。

3. 流产后再生育的准备

（1）流产后再次受孕间隔时间：应至少间隔 6 个月。对于年龄大于 35 岁或者卵巢储备功能异常者，可视终止妊娠后内膜修复情况适当缩短避孕时间。对于仅有 1 次自然流产史无其他并发症及高危因素的患者，除有明确家族史或临床表现，不推荐进行全面病因筛查，常规进行孕前保健即可。

（2）流产后计划再次妊娠夫妇检查项目的建议

必查项目：①血常规；②尿常规；③血型（ABO 和 Rh 血型）；④肝功能；⑤肾功能；⑥空腹血糖水平；⑦乙肝表面抗原（hepatitis B surface antigen，HBsAg）筛查；⑧梅毒血清抗体筛查；⑨人类免疫缺陷病毒（HIV）筛查；⑩地中海贫血筛查（广东、广西、海南、湖南、湖北、四川、重庆等地区）。

备查项目：①宫颈细胞学检查（1 年内未查者）；② TORCH 筛查，其中，T 指弓形虫（toxoplasma，Tox），O 指其他病原体（others，如梅毒螺旋体、微小病毒 B16 等），R 指风疹病毒（rubella virus，RV），C 指巨细胞病毒（cytomegalo virus，CMV），H 指单纯疱疹病毒（herpes simlex virus，HSV）；③阴道分泌物检查：常规检查，淋球菌、沙眼衣原体检查；④甲状腺功能检测；⑤葡萄糖耐量试验（oral glucose tolerance test，OGTT）；⑥血脂水平检查；⑦妇科超声检查；⑧心电图检查；⑨胸部 X 线检查。

二 流产后无生育需求的避孕建议

流产后 2 年内无生育计划的夫妇，首选 LARC，包括 IUD、皮下埋植剂、

CIC。对于未能决定采用 LARC 的妇女，可指导采用复方短效口服避孕药或避孕套。已经完成生育计划的夫妇，特别是女方再次妊娠存在高危风险因素可能危及生命的，可在知情自愿的基础上实施女性或男性绝育手术。避免重复人工流产。

对于存在重复人工流产史或伴有重复人工流产高风险因素者，在咨询中应重点指导即时落实高效避孕措施，以降低人工流产后 1 年内重复流产率。重复人工流产者及未育者是生育力保护的重点人群，必须针对该人群加强避孕知识的宣教。

（1）药物流产后：药物流产的第 3 天使用米索前列醇观察结束时、清宫手术后，可以在术后同时放置宫内避孕装置（intrauterine contraception，IUC）。但药物流产 1 周以上因出血或流产不全所行的清宫手术，因存在感染风险，原则上不宜同时放置 IUC。皮下埋植剂是药物流产后可选择的 LARC，值得推荐。

（2）负压吸宫或钳刮术后：一般早孕负压吸宫术或钳刮术，基本可以实现流产完全，推荐术后即时放置 IUC；对于术中确诊或可疑有出血、损伤等并发症时，不宜同时放置 IUC，可选择皮下埋植剂避孕。

（3）自然流产后：待正常转经后择期放置 IUC。

（4）中期妊娠引产后：可于流产后 24 小时内清宫术后即时放置 IUC。

（5）年龄 40 岁及以上人工流产后妇女避孕选择的原则：满足此年龄段女性避孕的需求，避免或减少避孕所致的健康风险，同时获得额外的健康益处。故流产后首要推荐 LARC 避孕方法，包括 Cu-IUD、LNG-IUS、皮下埋植剂等。单纯孕激素避孕方法可提供避孕外的健康益处，如治疗月经量增多、子宫内膜增生、异常子宫出血等。次要推荐避孕套，但需强调坚持和正确使用。亦可选用男性或女性绝育术。

（方爱华　张　祎　季　洁　唐　雪）

第四节　特殊年龄段及患其他疾病后生育咨询

由于一些原因（诸如事业、家庭、环境、疾病等），致使男女双方想要生育时，年龄已偏大或一方年龄较大，过了最佳生育年龄段，如何进行生育咨询，是当前较为敏感及关注的问题。

一 高龄生育咨询

高龄一般指年龄大于 35 岁。这个年龄段，自然受孕能力下降，因为受到年龄和卵巢储备功能减退的双重影响，不孕率、流产率及子代出生缺陷、各类妇产科并发症等风险发生率均显著增加。

即使大于 35 岁女性妊娠了，孕产妇围产期死亡率、死胎及死产发生风险也明显增加，特别是在大于 40 岁的女性人群中尤为明显。主要原因与卵巢储备功能减退和卵母细胞老化、心血管功能减退、肥胖、糖尿病、胎盘早剥等发生风险增加相关。因此对高龄女性进行孕前生育咨询时，先要行生育评估，包括：生育力、心理、生理、病理与全身状况的评估，了解高龄女性孕前情况以进行相应处理，以利于生育健康。

1. 生育评估

（1）生育力评估：女性生育力是指女性能够产生卵母细胞、受精并孕育胎儿的能力，受年龄、病理、环境、社会等因素的影响。女性生育力的评估主要包括卵巢储备功能，还包括子宫、输卵管和全身性疾病的评估。

若年龄大于 35 岁且连续 6 个月或更短时间尝试妊娠失败者，应积极进行评估和治疗；特别是年龄大于 40 岁的女性，应立即进行积极评估和治疗。卵巢储备功能的评估需结合年龄进行。

（2）心理、生理和病理方面评估：要求生育或要求再生育的高龄女性，有必要在孕前对心理、生理和病理方面进行全面评估，合理指导和治疗（如心理状态、生育并发症等）。

（3）全身状况及疾病评估：随着年龄的增加，机体多脏器功能趋于减退和衰老，血管弹性下降，心脏病、高血压、糖尿病、血栓性疾病、甲状腺疾病等内科疾病风险增加，而年龄往往是这些疾病的独立危险因素。早日发现身体存在某些问题或疾病，积极干预及诊治有利于生育。高龄女性合并妇科疾病，如子宫肌瘤、宫颈病变、子宫内膜异位症、妇科恶性肿瘤等，参阅本书其他章节相关内容。

2. 辅助生育 高龄女性也可考虑进行辅助生育技术助孕，诸如体外受精 - 胚胎移植（IVF-ET）等；甚至可考虑生育力重建（如卵巢功能重建、卵母细胞冻融、卵巢移植、子宫内膜重建、子宫移植、胚胎植入前遗传学检查等）技术。但应告知高龄女性即使进行胚胎移植，因优质胚胎数量少，其种植率及妊娠率低，流产率高。

二、患内、外科疾病及感染性疾病愈后女性的生育咨询

当高龄女性患内、外科疾病或感染性疾病治愈后，包括近年的新型冠状病毒（COVID-19）感染后，在生育咨询时应告知：除前文描述的生育评估及检查外，主要考虑及特别强调的是，高龄女性当前身体状况、心态、自我感觉状态是否适合生育，若自我感觉良好，身心无问题可以考虑生育，但同时也要考虑家庭状况及周边环境的影响。若孕前仍然存在健康问题，如心血管健康（cardiovascular health，CVH）则需内科医生评估。近期国外文献指出，孕前优化 CVH 可以改善妊娠不良结局，即孕前优化及干预 CVH 问题，有利于整个孕期健康及子代健康。

三、临床常见问题及答疑

1. 什么是卵巢储备与正常值

卵巢储备（ovarian reserve）是医学术语，指人类女性卵巢皮质内含有的原始卵泡。女性没有生产原始卵泡的生理功能，女婴出生后，原始卵泡不再增加，卵巢皮质内的原始生殖细胞数量不再增加。卵巢储备功能是指女性卵巢内存留卵子质量和数量的功能，是评估女性生殖功能的重要指标。卵巢储备功能的正常值为 2 ～ 6.8ng/mL，数值越接近 2ng/mL，卵巢功能越差；越接近 6.8ng/mL，说明卵巢功能越好；高于 6.8ng/mL 或低于 2ng/mL，不易排卵或难以怀孕。

2. 基础性激素检测意义

（1）FSH（bFSH）随年龄的增长而升高，通常认为 bFSH 水平 ≤ 10IU/L，提示卵巢储备功能正常；bFSH 水平连续 2 个周期为 10 ～ 15IU/L，预示卵巢功能不良；bFSH 值连续 2 个周期为 20 ～ 40IU/L 提示卵巢功能衰竭隐匿期；bFSH 值连续 2 个周期大于 40IU/L，提示卵巢功能衰竭。

（2）bFSH/bLH 比值在高龄女性由于卵巢储备功能下降，FSH 升高早于 LH 升高，即出现 LH 相对降低，bFSH/bLH 比值升高，预示卵巢储备降低、卵巢低反应，可能较 bFSH、基础 E_2（bE_2）更为敏感。一般认为 FSH/LH 比值小于 3 时提示卵巢储备功能及反应性下降，周期取消率增加。

（3）bE_2 水平在生育力下降早期保持正常或轻度升高，随着年龄增加、卵巢功能衰退，终末期 E_2 水平逐渐下降。当 $bE_2 < 80ng/L$，无论年龄和

FSH 如何，均提示卵泡发育过快和卵巢储备功能下降。bE_2 水平升高而 bFSH 正常的阶段是卵巢储备功能明显降低的早期，如 bFSH 和 bE_2 水平均升高，提示卵巢储备功能降低。如 bE_2 下降而 FSH ≥ 40IU/L 提示卵巢功能衰竭。

3. 为什么要对子宫内膜容受性进行评估

子宫内膜容受性，是影响胚胎着床的重要因素。超声是最常用的检查方法，可经阴道或经腹部进行超声检测。超声可用于检查子宫内膜形态、厚度、容积、子宫动脉及内膜与内膜下动脉血流参数、子宫收缩频率、子宫肌瘤和子宫内膜息肉等疾病。也可通过宫腔镜检查评估，而宫腔镜检查则是诊断的金标准。

4. 注射新冠疫苗后何时能生育，对生育力是否有影响

注射新冠疫苗后可能会出现 些不良反应，如注射部位出现红肿、硬结、疼痛或者发热等症状等。为了防止注射疫苗对早期胚胎产生未知的影响，且考虑到存在的感染风险因素，建议在接种新冠疫苗 3 个月后再考虑妊娠。

如果注射了第 1 针新冠疫苗后发现怀孕了，也不要盲目终止妊娠，应及时关注自己身体情况，定期孕期检查；在对应的就诊医疗单位进行随访，如出现异常及时进行诊治。

近年国内外有多篇文献综述分析了新冠疫苗对生育能力的影响，结论是没有科学证据表明新冠疫苗与男性、女性的生育能力有相关性。也就是说，迄今为止，还没有研究能明确证实接种新冠疫苗会影响怀孕、男性性功能及精子质量。尽管目前的一些研究未发现对生育力影响的证据，鉴于当前文献资料有限，仍需长期观察及研究。

5. 高龄女性采取辅助生育助孕技术时重点咨询应告知什么

（1）大于 35 岁的女性，其自然流产风险、各种妊娠并发症及新生儿出生缺陷的发生风险均增加，妊娠率和活产率开始显著下降。

（2）随着年龄的增加，女性生育力下降，不孕症的发生率也逐渐升高：20 ～ 25 岁女性不孕症发生率约为 6%，25 ～ 30 岁约为 9%，30 ～ 35 岁约为 15%，35 ～ 40 岁约为 30%，40 ～ 45 岁约为 64%。

（3）45 岁左右孕妇的慢性高血压合并妊娠、糖尿病合并妊娠、妊娠期糖尿病和妊娠期高血压的发生率分别较 25 ～ 29 岁孕妇高 2.7 倍、3.8 倍、10 倍和 1.89 倍。≥ 40 岁妊娠女性未来会面临更高的卒中和心脏病发生风险。同时，新生儿出生缺陷如唐氏综合征、小儿脑瘫等的发生风险也会随着女性年龄增加而增高。

（4）即使接受辅助生育技术助孕，随着年龄增加，其助孕的累积妊娠率和活产率也会降低，流产率增加。

（方爱华）

参考文献

[1] WHO Family Planning Cornerstone. Medical eligibility criteria for contraceptive use[M/OL]. 5th ed. Geneva: World Health Organization, 2015.

[2] 中华医学会计划生育学分会. 临床诊疗指南与技术操作规范 - 计划生育分册（2017修订版）[M]. 北京：人民卫生出版社，2017.

[3] 国家卫生健康委. 人工流产后避孕服务规范（2018版）[J]. 中国计划生育学杂志，2018，26（10）：888-891.

[4] 中华医学会计划生育学分会. 青少年避孕服务指南 [J]. 中华妇产科杂志，2020，2（55）：83-90.

[5] 复方口服避孕药临床应用中国专家共识专家组. 复方口服避孕药临床应用中国专家共识 [J]. 中华妇产科杂志，2015，50（2）：81-91.

[6] 《皮下埋植避孕方法临床应用专家共识》编写组. 皮下埋植避孕方法临床应用专家共识 [J]. 中华妇产科杂志，2013，48（6）：476-480.

[7] 中华医学会计划生育学分会，中国优生优育协会生育健康与出生缺陷防控专业委员会. 避孕针临床应用中国专家共识（2022 年版）[J]. 中国实用妇科与产科杂志，2022，38（11）：1101-1107.

[8] USINGER K M, GOLA S B, WEIS M, et al. Intrauterine Contraception Continuation in Adolescents and Young Women: A Systematic Review[J]. J Pediatr Adolesc Gynecol, 2016, 29(6): 659-667.

[9] VILLAS-BOAS J, VILODRE L C, MALERBA H, et al. Metabolic safety of the etonogestrel contraceptive implant in healthy women over a 3-year period[J]. Eur J Obstet Gynecol Reprod Biol, 2016(202): 51-54.

[10] 乔杰. 重视不孕症的规范化诊治 [J]. 实用妇产科杂志，2020，36（5）：321-324.

[11] 沈铿，马丁. 妇产科学 [M]. 3 版. 北京：人民卫生出版社，2015.

[12] MANSOUR D, GEMZELL-DANIELSSON K, INKI P, et al. Fertility after discontinuation of contraception: a comprehensive review of the literature[J]. Contraception, 2011, 84(5): 465-477.

[13] 中国医师协会生殖医学专业委员会. 高龄女性不孕诊治指南 [J]. 中华生殖与避孕杂志，2017，37（2）：14.

[14] GEMMILL A, LINDBERG L D. Short interpregnancy intervals in the United States[J]. ObstetGynecol, 2013(122): 64-71.

[15] MIGNINI L E, CARROLI G, BETRAN A P, et al. Interpregnancy interval and perinatal outcomes across Latin America from 1990 to 2009: a large multi-country study[J]. BJOG, 2016, 123(5): 730-737.

[16] SHACHAR B Z, MAYO J A, LYELL D J, et al. Interpregnancy interval after live birth or pregnancy termination and estimated risk of preterm birth: a retrospective cohort study[J]. BJOG, 2016, 123(12): 2009-2017.

[17] XU T, MIAO H, CHEN Y, et al. Association of Interpregnancy Interval With Adverse Birth Outcomes[J]. JAMANetwOpen, 2022, 5(6): e2216658.

[18] HAIGHT S C, HOGUE C J, RASKIND-HOOD C L, et al. Short interpregnancy intervals and adverse pregnancy outcomes by maternal age in the United States[J]. Ann Epidemiol, 2019(31): 38-44.

[19] LIN J, LIU H, WU D D, et al. Long interpregnancy interval and adverse perinatal outcomes: A retrospective cohort study [J]. Sci China Life Sci, 2020, 63(6): 898-904.

[20] MBURIA-MWALILI A, YANG W. Interpregnancy interval and birth defects[J]. Birth Defects Res A: Clin Mol Teratol, 2015, 103(11): 904-912.

[21] AMRANE S, BROWN M B, LOBO R A, et al. Factors associated with short interpregnancy interval among women treated with in vitro fertilization[J]. J Assist Reprod Genet, 2018, 35(9): 1595-1602.

[22] MARSHALL N E, FU R, GUISE J M. Impact of multiple cesarean deliveries on maternal morbidity: a systematic review[J]. Am J ObstetGynecol, 2011, 205(3): 261-268.

[23] 白晓霞，王正平，杨小福 . 子宫破裂 67 例临床分析 [J] . 中华妇产科杂志，2014，49（5）：331-335.

[24] TORRIEELLI M, VANNUCCINI S, MONCINI I, et al . Anterior Placental Location Influences Onset and Progress of Labor and Postpartum Outcome[J]. Placenta, 2015, 36(4): 463-466.

[25] 徐焕，李笑天 . 瘢痕子宫再生育风险的对策 [J] . 中国计划生育和妇产科，2014，6（7）：14-17.

[26] 中华医学会妇产科学分会产科学组 . 前置胎盘的临床诊断与处理指南 [J] . 中华妇产科杂志，2020，55（1）：3-8.

[27] 周圣涛，张力 . 瘢痕子宫妊娠阴道试产的研究进展 [J] . 中华妇产科杂志，2015，50（4）：305-308.

[28] KALATA U, JARKIEWICZ M M, BARCZ E M. Depression and anxiety in patients with

pelvic floor disorders[J]. Ginekol Pol, 2023, 94(9): 748-751.

[29] DOUMOUCHTSIS S K, DE TAYRAC R, LEE J, et al. An International Continence Society (ICS)/ International Urogynecological Association (IUGA) joint report on the terminology for the assessment and management of obstetric pelvic floor disorders[J]. Int Urogynecol J, 2023, 34(1): 1-42.

[30] LIN Y H, CHANG S D, HSIEH W C, et al. Persistent stress urinary incontinence during pregnancy and one year after delivery, its prevalence, risk factors and impact on quality of life in Taiwanese women: An observational cohort study[J]. Taiwan J Obstet Gynecol, 2018, 57(3): 340-345.

[31] 乔书韵，袁梦，乔诗韵，等．不同分娩方式的二孩产妇生育间隔时间对盆底肌肉Ⅰ、Ⅱ类肌纤维肌力的影响 [J]．中华妇产科杂志，2021，56（10）：677-683.

[32] 自然流产诊治中国专家共识编写组．自然流产诊治中国专家共识 [J]．中国实用妇科与产科杂志，2020，36（11）：1082-1090.

[33] 中华医学会计划生育学分会．规范人工流产全程管理建议 [J]．中国计划生育和妇产科，2021，13（8）：6-9.

[34] 乳腺保健专业委员会乳腺防治与促进母乳喂养学组．中国哺乳期乳腺炎诊治指南 [J]．中华乳腺病杂志（电子版），2020，14（01）：10-14.

[35] World Health Organization. Medical management of abortion[M]. Geneva: World Health Organization, 2018.

[36] COSTESCU D, GUILBERT E. No.360-Induced Abortion: surgical abortion and second trimester medical methods[J]. Obstet Gynaecol Can, 2018, 40(6): 750-783.

[37] WANG Y, YANG Q. Post Abortion Care and Management After Induced Abortion During the COVID-19 Pandemic: A Chinese Expert Consensus[J]. Adv Ther, 2021, 38(2): 1011-1023.

[38] 中华医学会妇产科学分会产科学组．孕前和孕期保健指南 [J]．中华妇产科杂志，2018，53（1）：7-13.

[39] 于晓兰．人工流产后保健 [J]．中国实用妇科与产科杂志，2021，37（8）：811-814.

[40] 妇产科相关专家组．女性避孕方法临床应用的中国专家共识 [J]．中华妇产科杂志，2018，53（7）：433-447.

[41] 中华医学会计划生育学分会．早期妊娠稽留流产治疗专家共识 [J]．中国实用妇科与产科杂志，2020，36（1）：70-73.

[42] 中华医学会计划生育学分会．中期妊娠稽留流产规范化诊治的中国专家共识 [J]．中国实用妇科与产科杂志，2021，37（9）：928-932.

[43] 中华医学会计划生育学分会．40 岁及以上女性避孕指导专家共识 [J]．中华妇产科

杂志，2020，55（4）：239-245.

[44] 孙梅，崔文娟．影响生育力的因素及高龄生育的策略 [J]．山东大学学报：医学版，2019（2）：23-28.

[45] 靳松，杨业洲．高龄妇女生育力及其评价 [J]．中国计划生育和妇产科，2016（11）：1-3.

[46] 顾向应，张艺珊．重视女性生育调控与生殖健康 [J]．中国实用妇产科杂志，2021（8）：793-794.

[47] 中华医学会妇产科学分会产科学组．孕前和孕期保健指南 [J]．中华妇产科杂志，2018，53（1）：7-13.

[48] 杨澜帆．高龄妇女再生育的内科风险 [J]．中国计划生育和妇产科，2014（7）：1-6.

[49] 薛瑜，廖明，覃爱平．高龄男性生育问题的研究进展 [J]．临床医学研究与实践，2019（8）：189-191.

[50] 朱伟杰．高龄男性生育研究的机遇与挑战 [J]．中华生殖与避孕杂志，2019（6）：433-435.

[51] 中华医学会生殖医学分会．中国高龄不孕女性辅助生殖临床实践指南 [J]．中国循证医学杂志，2019，19（3）：253-266.

[52] 黄孙兴，常琦圆，周灿权．生育力重建的现状和未来 [J]．中国实用妇科与产科杂志，2022（6）：609-613.

[53] LI F, LU H, ZHANG Q, et al. Impact of COVID-19 on female fertility: a systematic review and meta-analysis protocol[J]. BMJ Open, 2021(11): 1-5.

[54] LEGRO R S. The COVID-19 pandemic and reproductive health[J]. FertilSteril, 2021, 115(4): 811-812.

[55] KHAN S S, BREWER L C, CANOBBIO M M, et al. Optimizing Prepregnancy Cardiovascular Health to Improve Outcomes in Pregnant and Postpartum Individuals and Offspring: A Scientific Statement From the American Heart Association[J]. Circulation, 2023, 147(7): 76-91.

第七章·
特殊人群的生育咨询服务·

第一节 恶性肿瘤等特殊人群的
生育力保护和保存咨询

一、概述

生育力保存（fertility preservation，FP）是指在男女性生育力面临降低或丧失的风险时，例如手术、放疗、化疗、增龄、疾病等特殊情况之前，借助人类辅助生殖技术（assisted reproductive technology，ART），保护和保存生殖细胞和生育器官，最终达到生育目的的方法。恶性肿瘤等特殊人群的生育力保存咨询就是以该宗旨为基础，为患者提供科学、可行和符合伦理的专业医疗服务。

二、生育力保护和保存的概念

生育力保护和保存的咨询建立在生育力保存技术的进步和发展基础之上。狭义上，使用低温冷冻技术保存生殖细胞，主要方式有三种：胚胎冷冻、卵母细胞/精子冷冻和卵巢/睾丸组织冷冻。目前公认的首选方案为胚胎或卵母细胞/精子冷冻。胚胎冷冻的成功率最高，但我国的法规要求必须拥有合法的配偶；卵母细胞冷冻是青春期后或单身女性保存生育力的标准方案；卵巢组织冷冻是青春期前儿童或者因年幼和肿瘤治疗时间紧迫，而进行原始卵泡或未成熟卵母细胞保存的主要方法。广义上，生育力保护还包括生育力评估、生殖器官的维护、生育调节和计划生育、非医疗原因的生殖细胞冷冻储备、生殖腺和器官再生的研究以及生育力保护相关的科普教育等。

三、生育力保存咨询服务主要范畴

1. 恶性肿瘤患者　随着社会和时代的发展，肿瘤的发生率日益呈年轻化趋势；随着医疗技术的进步，癌症患者生存及治愈率不断提高。然而女性恶性肿瘤手术及后续的放化疗在延长生命的同时，不可避免地对卵巢造成巨大损伤。育龄期女性患者在肿瘤治愈或缓解后长期生存，不得不面临生育力严重减退或丧失的窘境。近 20 年来逐渐兴起的女性生育力保存技术为这些不幸的女性带来生育的希望（图 7-1）。

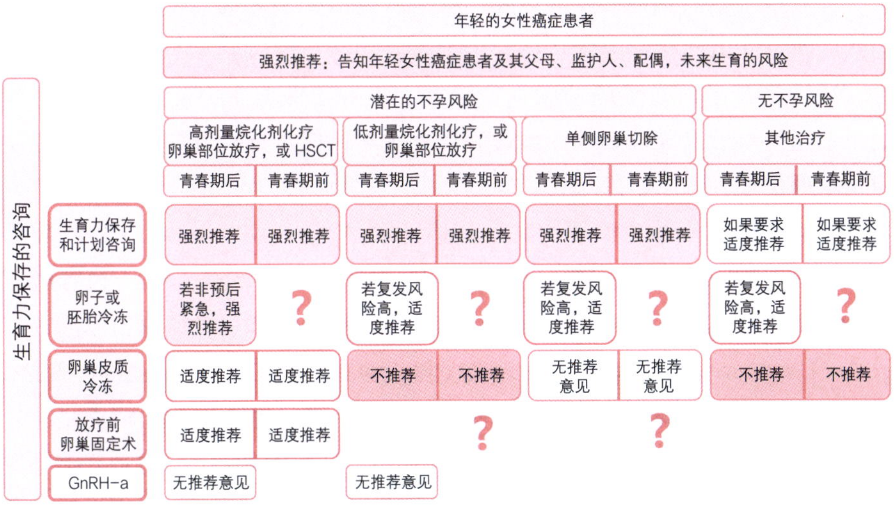

年轻的女性癌症患者							
强烈推荐：告知年轻女性癌症患者及其父母、监护人、配偶，未来生育的风险							
潜在的不孕风险						无不孕风险	
高剂量烷化剂化疗卵巢部位放疗，或 HSCT		低剂量烷化剂化疗，或卵巢部位放疗		单侧卵巢切除		其他治疗	
青春期后	青春期前	青春期后	青春期前	青春期后	青春期前	青春期后	青春期前
生育力保存和计划咨询：强烈推荐	强烈推荐	强烈推荐	强烈推荐	强烈推荐	强烈推荐	如果要求适度推荐	如果要求适度推荐
卵子或胚胎冷冻：若非预后紧急，强烈推荐	?	若复发风险高，适度推荐	?	若复发风险高，适度推荐	?	若复发风险高，适度推荐	?
卵巢皮质冷冻：适度推荐	适度推荐	不推荐	不推荐	无推荐意见	无推荐意见	不推荐	不推荐
放疗前卵巢固定术：适度推荐	适度推荐	?		?			
GnRH-a：无推荐意见		无推荐意见					

图 7-1　生育力保存的咨询图

目前可以进行生育力保存的主要恶性肿瘤类型包括：乳腺癌、淋巴瘤、白血病、妇科肿瘤（包括宫颈癌、子宫内膜癌、卵巢肿瘤）等好发于年轻女性的肿瘤，也包括胃肠道肿瘤和骨肿瘤等，许多恶性肿瘤患者在明确诊断时，疾病本身就已经对卵巢功能造成了不同程度的损害。然而，对生育能力影响最大的是肿瘤治疗常用的化疗（特别是烷化剂化疗）和盆腔放疗。

化疗、放疗可引起超过 50% 的女性早发性卵巢功能不全，影响青春期性腺的发育、性激素的分泌和成人的性功能等。由于肿瘤治疗水平的不断提高，80% 以上的儿童和青少年癌症患者可以长期存活，所以年轻癌症患者生育功能保护越来越受到关注。

2. 造血干细胞移植前　造血干细胞移植已成为一些肿瘤和非肿瘤性全身性疾病的重要治疗手段，特别是在恶性血液病的治疗方面。接受造血干细胞移植前，患者需要强势的化疗和放疗来破坏骨髓功能（清髓），其中 64%～85% 将发展为卵巢功能不全。大剂量的化疗药（如白消安，一种烷化剂类药物）和全身放疗会严重影响卵巢功能，有数据表明放疗剂量超过 10Gy，超过 90% 的患者卵巢功能衰退。

3. 复发性子宫内膜异位症　卵巢型子宫内膜异位症是造成育龄期女性生育力降低的一种常见妇科疾病，虽是良性病变却具有恶性行为，对患者卵巢功能及生育力造成持续性破坏。严重或复发性子宫内膜异位症、卵巢内异囊肿会导致卵巢储备降低，激活卵泡募集并随后闭锁，局部炎症因子影响卵泡的成熟，并引起排卵障碍。卵巢内异囊肿切除术也可能对卵巢储备造成损害，特别是在术后复发的情况下，应进一步考虑保留生育能力的措施。因此，不建议对于复发性卵巢内异囊肿反复手术，应首选囊肿穿刺术及辅助生殖技术助孕。

应该提前告知子宫内膜异位症患者生育力保存的选择，特别是需要手术治疗的双侧卵巢子宫内膜异位囊肿患者。有报道显示，抗米勒管激素（AMH）水平在腹腔镜卵巢子宫内膜异位囊肿剥除术后明显下降，术后 6 个月和 12 个月分别下降 53.27%±38.2% 和 49.43%±38.3%。影响囊肿剥除术后 AMH 水平的因素包括：年龄、基础 AMH 水平、囊肿大小（特别是超过 7cm 囊肿）及双侧的卵巢内异囊肿。单侧卵巢子宫内膜异位囊肿和双侧卵巢子宫内膜异位囊肿术后 12 个月 AMH 水平分别降低 39.5% 和 57.0%。

越来越多的文献关注卵巢囊肿剥除术中卵巢止血和修补方法对卵巢储备功能的影响。双极电凝比缝合和止血剂对卵巢储备的影响更大，中等质量证据和低质量证据证明止血剂和缝合止血均优于双极电凝。荟萃分析证明，术后 3 个月止血剂和缝合止血者的 AMH 降低比双极电凝者少 6.95%。因此双极电凝烧灼对卵巢功能损害明显，应选择合适的止血方式，仔细分离组织，避免电凝操作，从而最大限度减少手术对卵巢储备的影响。

4. 有生育力下降高危风险的非肿瘤性疾病　在多种非肿瘤性疾病的

治疗中，也需要关注生育力保存问题，因为这些疾病的治疗可能对育龄期和青春期前女性生育功能造成不同程度的损伤。常见的需要生育力保存的非肿瘤性疾病包括：自身免疫性疾病、下丘脑 - 垂体 - 性腺轴的改变、卵巢炎症、卵巢良性肿瘤、脆性 X 染色体综合征、半乳糖血症及 β 地中海贫血等。

5. 其他特殊人群的生育力保护和保存咨询

（1）特纳综合征：特纳综合征（TS）是由全部或部分体细胞中 1 条 X 染色体完全或部分缺失所致，主要表现为身材矮小及早发性卵巢功能不全，仅有 5% ～ 7% 的患者可获得自然妊娠。随着 ART 的快速发展，部分 TS 患者通过自卵或赠卵人工助孕成功妊娠，其妊娠结局及围产期母儿并发症一直是备受关注的临床问题。TS 患者生育力保存的"机会窗"极窄，临床数据显示，从确诊到生育咨询延迟平均达 9.7 年，当患者有生育意愿时，大多数卵巢功能已完全衰竭，失去生育力保存的机会。

绝大多数 TS 患者的始基卵泡在青春期前已耗竭，所以尽早确诊、及时进行生育力保存，对患者成年后的生育需求十分必要。目前适用的生育力保存方法有卵母细胞冷冻和卵巢组织冷冻保存两种，须结合年龄、发育阶段、卵巢储备状态及心理成熟度综合考虑。卵母细胞冷冻保存的流程与常规体外受精技术类似，在控制性卵巢刺激后，经阴道穿刺获取成熟卵母细胞冷冻保存，这要求患者有一定程度的生理及心理成熟度。卵巢组织冷冻保存最适用于卵巢储备良好的青春期前 TS 患者。研究表明，如 AMH ≤ 2ng/mL 时，可考虑进行卵巢组织冻存。但冻存的卵巢组织中是否存在结构和功能正常的卵泡、尚存的卵泡能否持续存在以及卵巢组织冻融再移植后的临床结局，仍需要技术的不断优化及大样本量临床随访研究证实。

（2）非婚妇女生育力保存：非婚妇女生育力保存目前存在伦理学方面的争议，但技术上可行的方式主要是卵母细胞冷冻。除上述讨论的恶性肿瘤患者及其他有医学指征进行生育力保存的患者外，社会性（非医疗原因）卵母细胞冷冻需要伦理和法律的支持。社会性（非医疗原因）卵母细胞冷冻是指非婚女性在没有医学原因的情况下，冷冻保存自己的卵母细胞在"卵子库"里，以备将来因高龄丧失卵巢功能时，作为人工助孕生育之用，也被认为是生育力保存的内容之一。自 2012 年欧洲人类生殖与胚胎学会首先提到非医疗原因卵母细胞冷冻概念以来，各学术团体也相继出台了相关共识和临床指导意见，但考虑到其安全、效率、伦理、成本效益的问题，仍持谨慎态度。

专业机构建议非医疗原因卵母细胞冷冻的保存时间限于 10 年。

近 10 年的研究显示，非医疗原因启动卵母细胞冷冻的女性年龄大多在 35 岁以后，卵母细胞的数量和质量开始下降，随着年龄增大，为达到活产需要冻存更多的卵母细胞数。< 35 岁的妇女，冷冻 8 枚或 10 枚卵细胞，可分别获得 40.8% 或 60.5% 的活产率；冷冻 10 ～ 15 枚卵母细胞，累计活产率达 85.2%。> 35 岁的妇女，冷冻 8 枚或 10 枚卵母细胞，累计活产率分别降至 19.9% 或 29.7%；数据建模测算提示，34 岁、37 岁、42 岁的女性，若达到 75% 的活产率，需要分别冻存 10 枚、20 枚和 61 枚卵母细胞。目前我国相关法律法规还不允许开展此项业务，正在进行有关社会伦理的调研和论证。

四、生育力保存咨询的策略和伦理探讨

作为人类主要遗传物质的载体，生育力的保存从产生之时就处于伦理旋涡之中，对于生育力的保存，不同国家有不同的伦理政策。例如意大利禁止胚胎冷冻，只允许进行卵母细胞冷冻，其他大多数国家则有条件允许开展医学需要的生育力保存，而我国明确限定了生育力保存的范畴。

在我国，恶性肿瘤患者的生育力保存，维护了生育权，有利于社会和谐发展，但作为一种新技术，其应用带来了诸多伦理问题和争议。包括是否有必要进行生育力保存、所保存的生育力资源归属权的问题以及其实施过程中涉及的卫生资源公平公正分配的问题等。在提供生育力保存服务的过程中，应遵循有利不伤害、知情同意、谨慎应用以及伦理监管等各项伦理原则，不断促进生育力保存技术在临床上进一步开展和应用。

结合国内外进展，提出建立"以患者为中心的生育力保存方案"，为患者及其家庭提供咨询和多学科会诊支持，特别是青少年患者生育力保存的伦理问题；并根据国内外指南制定肿瘤患者生育力保存咨询流程图（图 7-2），根据流程图在制定生育力保存方案时分析案例的个体背景、考虑替代方案备份，保证选择最优方案。伦理方面包括患者完全知情同意，如何帮助患者知情做好决定，并充分知情将来可能发生的后果，临床医生有伦理义务充分告知患者肿瘤治疗对生育力保存的潜在风险，咨询生殖医学专家并做好医疗记录，提高患者满意度。

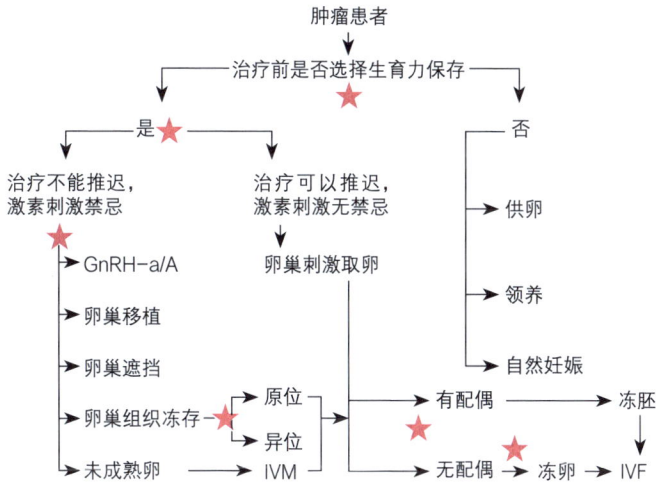

图 7-2　肿瘤患者生育力保存咨询流程图

五、应用前景

因为缺乏大样本和系统的队列研究，生育力保存技术相关研究还不充分。由于卵母细胞冷冻和胚胎冷冻保存在治疗不孕症方面已经建立了完善可靠的技术标准，并且有安全的后代随访结果，因此是生育力保存咨询中首先推荐的方案。对于其他技术手段，如卵巢组织冷冻和移植及未成熟卵体外培养成熟，需要更多的证据，特别是生育力保存患者应用这些技术后的妊娠结局需要进一步随访。

（侯　振　刘嘉茵）

第二节　子宫及内膜疾病、生殖道损伤等人群的生育咨询

生育力保护的特殊人群主要指存在子宫畸形、子宫内膜病变、特殊生殖道损伤等疾病可能引起生育力下降的患者，对于特殊人群来说，生育咨询应

当覆盖全生命周期。

首先，各级医生应当尽早诊断各种特殊人群的原发疾病，做好一级预防。在发现疾病后应当尽早进行必要的治疗，并告知患者原发疾病对于未来生育潜在的影响。医生应及时建议有意向保留生育功能的患者和家属咨询专业生殖医学专家，从而在不延误原发疾病治疗的基础上满足患者的社会心理需求。总体来说，生育咨询应当充分考虑患者年龄、生育需求、未来可能潜在的生育需求等，应当包括在发现原发疾病时及原发疾病治疗前、治疗中、治疗后提供全面的、综合的生育咨询（图 7-3）。此外，考虑到特殊人群因原发疾病身体形象改变、生育力损伤等压力，在面临生存和生育问题时，往往将内心真实体验隐藏，严重威胁其身心健康，必要时还应提供心理咨询和疏导。

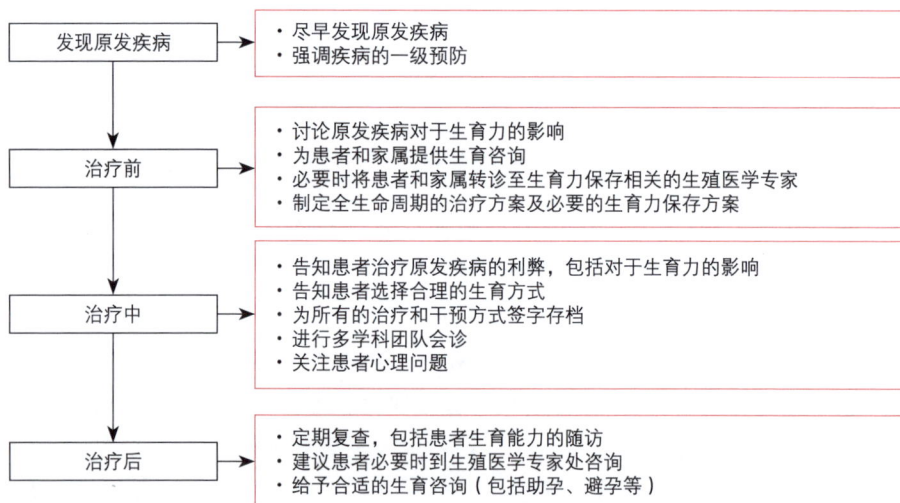

```
┌─────────────┐     ┌─────────────────────────────────────┐
│  发现原发疾病 │ ──→ │ · 尽早发现原发疾病                      │
└─────────────┘     │ · 强调疾病的一级预防                    │
       │            └─────────────────────────────────────┘
       ↓
┌─────────────┐     ┌─────────────────────────────────────┐
│    治疗前    │ ──→ │ · 讨论原发疾病对于生育力的影响             │
└─────────────┘     │ · 为患者和家属提供生育咨询               │
       │            │ · 必要时将患者和家属转诊至生育力保存相关的生殖医学专家 │
       │            │ · 制定全生命周期的治疗方案及必要的生育力保存方案 │
       ↓            └─────────────────────────────────────┘
┌─────────────┐     ┌─────────────────────────────────────┐
│    治疗中    │ ──→ │ · 告知患者治疗原发疾病的利弊，包括对于生育力的影响 │
└─────────────┘     │ · 告知患者选择合理的生育方式              │
       │            │ · 为所有的治疗和干预方式签字存档           │
       │            │ · 进行多学科团队会诊                    │
       │            │ · 关注患者心理问题                     │
       ↓            └─────────────────────────────────────┘
┌─────────────┐     ┌─────────────────────────────────────┐
│    治疗后    │ ──→ │ · 定期复查，包括患者生育能力的随访          │
└─────────────┘     │ · 建议患者必要时到生殖医学专家处咨询        │
                    │ · 给予合适的生育咨询（包括助孕、避孕等）     │
                    └─────────────────────────────────────┘
```

图 7-3　生育咨询流程

一、先天性子宫畸形患者的生育咨询

先天性子宫畸形（congenital uterine anomaly，CUA）是女性生殖道畸形中最常见的一种，CUA 患病率在未经选择的人群中为 5.5%，在不孕患者中为 8.0%，在有自然流产史的患者中为 12.3%，在自然流产和不孕的患者中为 24.5%。子宫畸形导致生育能力受损和一系列产科并发症，如先兆早产、胎膜早破、胎先露异常、胎盘位置异常、剖宫产率增加等。不同类型的子宫畸形，对妇女生育影响有所不同。临床上不同类型的子宫畸形需要区别对待，存在不孕和自然流产者再次妊娠前应进行生育咨询，明确子宫畸形类型、评估妊娠风险，必要时手术治疗；对已妊娠合并子宫畸形妇女做好产前咨询，重视对患者的宣教和管理，加强孕期监护，避免或减少妊娠期、分娩期并发症的发生。

美国生殖医学会（American Society for Reproductive Medicine，ASRM）以描述性术语定义的副中肾管缺陷分类系统（2021 版），包括副中肾管发育不全、宫颈缺如、单角子宫、双子宫、双角子宫、纵隔子宫、阴道纵隔、阴道横隔及其他复杂畸形。常见 CUA 包括纵隔子宫、单角子宫、双角子宫、双子宫等。不同类型的子宫畸形在不同程度上造成宫腔容积缩小，失去正常状态，而宫颈组织中的结缔组织成分减少，引起自然流产，反复自然流产；在妊娠中晚期，随着子宫的增大，子宫内高而不对称的压力使畸形的子宫难以承受，引起晚期流产和早产。子宫畸形造成的形态异常还可以导致胎儿宫内生长受限，胎先露异常，胎盘附着异常，产程异常；而增加手术产率，产褥期发生感染的概率也增加。畸形的子宫很容易同时存在子宫颈、子宫体的肌肉发育不完全，随着妊娠月份的增长，诱发子宫不协调收缩，甚至出现胎膜早破、胎盘早剥及产后出血等产科并发症。胎儿易引起死胎、死产、新生儿窒息等不良并发症。

不同 CUA 类型，应当根据患者的生育需求提供相应的生育咨询，对于自然流产史 2 次以上或不明原因不孕、需辅助生育技术的原发性不孕症、有宫腔积血、周期性腹痛或急腹症症状者可行子宫畸形矫治手术。大部分研究认为，宫腔整体形态的异常程度影响了生育，而不是单纯的子宫纵隔长度，整体形态是影响妊娠结局的重点。目前观点为首选宫腔镜手术，必要时进行宫腹腔镜联合手术或经腹手术联合治疗。

子宫纵隔是最常见的子宫畸形，根据纵隔与宫颈内口的距离分为完全和不完全子宫纵隔，完全子宫纵隔可伴有或不伴有宫颈和 / 或阴道缺陷。存在子宫纵隔患者易发生不良妊娠，但许多患者没有生育问题，因而并非发现纵隔就需要手术治疗。2021 年 Carrera 等系统综述显示，对于完全纵隔或不全纵隔患者，如合并不孕、既往自然流产史、其他相关不良生育结局（胎先露异常、早产），建议宫腔镜下纵隔切除。

单角子宫因宫腔狭小、肌肉组织薄弱，常导致不孕或不良妊娠结局如晚期流产、宫颈机能不全、早产、胎位异常、宫缩乏力。目前单角子宫治疗办法不多，夏恩兰等于 2013 年首次报道宫腔镜下子宫扩容手术治疗单角子宫成功妊娠。单角子宫合并有功能的残角子宫需行腹腔镜残角子宫及输卵管切除术，或仅切除残角侧的部分子宫肌壁及子宫内膜和输卵管，以保留残角侧的子宫动脉和子宫卵巢供血；无功能的残角子宫可行输卵管切除术。

根据 2013 年 ESHRE/ESGE 新的女性生殖道畸形分类共识，双角子宫分为不全双角子宫（U3a）、完全双角子宫（U3b）和双角子宫伴纵隔子宫（U3c）。双角子宫患者可以无任何自觉症状，妊娠、分娩无异常表现，多无须治疗；部分患者可能表现为不孕、反复流产或早产。双角子宫伴纵隔子宫（U3c）可以考虑腹腔镜监护下宫腔镜双角子宫伴纵隔切除术，术中监护子宫底肌层厚度，在最大限度恢复宫腔形态的同时保存子宫肌壁的完整性，改善患者的生殖预后。

对已怀孕的 CUA 孕妇务必做好产前咨询，包括妊娠期重视宣教和管理，做好孕期检查，以便及早发现和治疗，避免或减少妊娠期并发症的发生，必要时提前终止妊娠。

CUA 患者暂无生育需求，可给予适当的避孕指导。宫内节育器可能对一些子宫畸形患者不适用，可选择安全套避孕、口服避孕药物或皮下埋植剂等避孕方式。

二、子宫其他病变患者的生育咨询

1. 子宫肌瘤 子宫肌瘤是育龄妇女最常见的良性肿瘤，是一种性激素依赖性肿瘤，其发病率占育龄妇女的 20% ～ 50%。FIGO 分类描述了 9 种类型的肌瘤，可用于帮助确定管理和预后。黏膜下肌瘤（0、Ⅰ、Ⅱ型）、肌壁间肌瘤（Ⅲ、Ⅳ、Ⅴ型）、浆膜下肌瘤（Ⅵ、Ⅶ型）对妊娠的影响依次降低，黏膜下肌瘤可引起宫腔扭曲，对生育影响最大，建议行子宫肌瘤切除术。对影响宫腔的肌壁间肌瘤（Ⅲ、Ⅴ型）建议行肌瘤切除术；对于不影响宫腔形态的肌壁间肌瘤，暂无统一结论，国内专家建议不孕症患者肌瘤直径＞ 4cm、距离内膜＜ 5mm，没有其他原因的反复胚胎着床失败可以考虑手术治疗。浆膜下子宫肌瘤如果较大有盆腔压迫症状，则建议先行肌瘤挖除后再妊娠。其他特殊类型或部位的肌瘤（Ⅷ型）如位于子宫颈、两侧子宫角、阔韧带的肌瘤，大的阔韧带肌瘤造成宫腔变形及盆腔压迫，可影响生育；子宫颈肌瘤可引起宫腔扭曲，子宫颈位置改变，如排除其他引起不孕的原因，应考虑切除，子宫颈肌瘤的治疗应充分评估子宫颈肌瘤切除造成的宫颈机能影响。总体来说，在妊娠早期，子宫肌瘤的存在不利于受精卵的着床和生长发育，流产的发生率是非子宫肌瘤孕妇的 2～3 倍，且流产常不完全并且出血较多。有报道，子宫肌瘤患者自然妊娠丢失率为 14%，部分报道甚至高达 69%，几乎是正常妇女的 2 倍。不同位置的子宫肌瘤对妊娠的影响不同，子宫肌瘤越邻近胎盘部位，越有可能增加出血、胎盘早剥及胎膜早破的发生概率。据估计，有子宫肌瘤孕妇胎膜早破的发生率为 15%～20%，胎儿生长受限的发生率为 10%，胎位异常的发生率为 20%。

不孕症合并子宫肌瘤者的生育咨询应详细了解病史并进行相应检查，判断肌瘤的类型、大小、部位、数目、以往有无治疗及其效果、是否影响生育、需要采取的治疗方法（期待疗法、药物、手术、手术方式），以及治疗对于妊娠、分娩的影响；分析不孕原因，结合患者年龄评估卵巢功能、子宫内膜容受性；不孕治疗措施，是否需要辅助生育技术助孕，肌瘤手术选择时间和术后避孕时间等均应全面综合考虑，建议个体化方案。仅治疗子宫肌瘤不一定能解决不孕问题，建议多学科团队（multi-disciplinary team，MDT）合作。

2. 子宫腺肌病、子宫腺肌瘤 子宫腺肌病，也称子宫腺肌症，是育龄期女性的常见疾病，病因不清，治疗棘手。子宫腺肌病以往称为"内在性内异症"，是指子宫内膜腺体及间质侵入子宫肌层，并保持周期性增生、剥脱、出血等功能性改变，引起相应症状。子宫腺肌病对生育存在不良影响，可能增加不孕症发病率，降低体外受精 - 胚胎移植（IVF-ET）成功率，容易导致流产和反复种植失败，辅助生殖助孕妇女中子宫腺肌病的发生率为30%～40%，子宫腺肌病患者围生育期处理面临诸多困难，需要多学科合作，生育咨询要注意关口前移，做到"四早"：早诊断、早治疗、早生育、早维持。

医生应注意在疾病早期诊断出子宫腺肌病，在孕前保健咨询时，对患者进行生育力评估并建议患者尽早妊娠，包括在孕前健康保健甚至青春期时。生育前、生育后的治疗主要是生育力维护治疗。以保留和改善女性生育力为目标的子宫腺肌病治疗方法包括辅助生殖技术、病灶切除手术、药物治疗、手术联合药物治疗、三联治疗（手术联合药物治疗及辅助生殖技术）、高强度聚焦超声治疗等。治疗方式的选择应根据患者子宫体积、病灶部位与性质

（局灶或弥漫）、患者卵巢储备功能及是否合并其他不孕因素等决定。药物治疗是生育力维护和维持的主角，手术切除腺肌瘤病灶为次选，手术切除子宫则是丧失生育力的根除方法。目前有效维护子宫腺肌病患者生育力的方法似乎不多。地诺孕素、口服避孕药、左炔诺孕酮宫内缓释系统（曼月乐环）、促性腺激素释放激素激动剂（类似达菲林等药物）是子宫腺肌病合并不孕患者维持治疗的主要药物。

治疗开始前，应重视全面评估，包括卵巢功能、输卵管情况、男方情况、宫腔情况、子宫腺肌病分型和病变的范围等。早期的药物干预可阻止疾病进展，保护年轻患者的生育力，改善生育结局。促性腺激素释放激素激动剂（GnRH-a）治疗子宫腺肌病伴不孕的建议：①年龄≤35岁、卵巢储备正常、子宫体积＜孕12周，未合并其他不孕因素者，GnRH-a治疗3～6个月后可期待自然妊娠，停药后3～6个月是妊娠黄金时期，超过12个月未孕，应考虑IVF-ET。②年龄≤35岁、卵巢储备正常、子宫体积≥孕12周或腺肌瘤≥6cm，GnRH-a治疗3～6个月后仍无法接近正常，可以改为保守性手术加GnRH-a治疗3～6个月或更长时间，待子宫体积恢复接近正常及子宫瘢痕修复后，期待自然妊娠不超过6个月或直接IVF-ET。③年龄＞35岁，或伴有卵巢储备下降，或合并其他不孕因素者，建议先行积累冻存胚胎，后续GnRH-a治疗3～6个月，待子宫体积接近正常行冷冻胚胎移植（frozen embryo transfer，FET）；如经GnRH-a治疗3～6个月后子宫体积或腺肌瘤体积缩小不理想，可改行保守性手术加GnRH-a治疗3～6个月或更长时间，待子宫体积恢复接近正常及子宫瘢痕修复后行FET。

子宫腺肌病伴不孕症患者行保守手术的适应证：①药物治疗无效或其他不适合药物治疗的严重痛经和/或月经量过多；②辅助生殖助孕在胚胎移植前子宫体积较大，GnRH-a处理后子宫体积或腺肌瘤无明显缩小，子宫腺肌病病灶大于6cm；③排除其他原因后的反复早期流产或胚胎种植失败。保守性手术治疗原则和首要手术目的是为妊娠创造有利条件，在尽可能剔除子宫腺肌病病灶的同时，更应兼顾子宫结构修复、功能重建手术及最大限度降低妊娠后子宫破裂的风险。

子宫腺肌病患者的子宫下段形成较差，分娩时容易宫缩乏力，常导致剖宫产术中取胎头困难，子宫切口出血多，顺产时也可能因宫缩乏力导致产后出血。子宫腺肌病患者如果行保守性手术后妊娠，最大风险是妊娠期和分娩期的子宫破裂，因此在妊娠中晚期应适当增加产检次数，严密监测剩余肌层厚度，防止子宫破裂发生。此外，子宫腺肌病引起的疼痛对患者精神心理具有不良影响，甚至产生抑郁焦虑等情绪。针对子宫腺肌病合并不孕患者的心理健康管理非常重要和迫切。在生育咨询时应当充分关注心理健康问题，必要时建议患者寻求心理医生的帮助。

三、早期子宫内膜癌患者的生育咨询

子宫内膜癌（endometrial cancer，EC）是发生于子宫内膜的上皮性恶性肿瘤，多发生于围绝经期及绝经后妇女。近年来，因为多囊卵巢综合征（polycystic ovarian syndrome，PCOS）、肥胖发病率的增高，子宫内膜癌发生有年轻化趋势，大约 5.5% 的病例发生在 40 岁以下女性，因此很多女性发病时还没有完成生育，约 80% 年轻患者子宫内膜癌为 I 型子宫内膜癌。

子宫内膜癌的标准治疗方案是切除子宫和双附件，术后患者将失去生育功能。目前 EC/子宫内膜不典型增生（atypical endometrial hyperplasia，AEH）患者保守治疗的效果得到了证实，完全缓解率可达 75% ~ 96.5%，但 EC 的复发率可达 40.6%，AEH 的复发率可达 26%。对于有生育要求的早期子宫内膜癌患者，可以保留生育功能，但需要完全满足以下条件：①年龄 ≤ 40 岁，有强烈的生育愿望；②病理组织类型为子宫内膜样腺癌，高分化（G1）；③影像学检查证实肿瘤局限在子宫内膜；④雌激素受体（ER）、孕激素受体（PR）均阳性表达；⑤血清 CA125 正常；⑥无孕激素治疗禁忌证；⑦治疗前评估生育功能，无其他生育障碍因素（包括遗传咨询和基因检测）；⑧签署知情同意书，并有较好的随访条件。

对于此类患者的生育咨询推荐 MDT 团队，至少应包括妇科肿瘤专家、生殖医学专家、病理学专家、影像学专家，在充分评估和患者充分知情下进行。生育咨询应包括两大方面，即肿瘤预后和生育预后。对于具有强烈生育愿望的年轻患者，治疗的最终目的是在不增加肿瘤复发风险或者不降低生存率的基础上成功妊娠。辅助生殖技术是有效的助孕技术，活产率可达 40% 以上。尤其对于年轻子宫内膜癌患者来说，多数伴有 PCOS、肥胖等不孕因素。现有不少研究也证实，相对于自然妊娠，IVF 可以提高这类患者的妊娠成功率，将活产率从 15% 提升到 40%。IVF 助孕的患者妊娠率显著高于自然妊娠，可以缩短子宫内膜病变缓解到妊娠的时间。因此，对这些患者，可以适当放宽 IVF 指征，并给予患者充分的治疗前咨询。

对于有强烈保留生育功能的年轻子宫内膜癌患者，保守治疗后肿瘤病变的复发是不容忽视的问题。采用 IVF 促排卵过程可导致雌激素水平短期内显著升高，是否影响肿瘤病变的进展和复发是人们关心的问题。迄今为止，多数研究都证实辅助生殖技术不增加肿瘤复发的风险，其中大部分研究均建议采用芳香化酶抑制剂（来曲唑）进行促排卵。来曲唑是一种强效、高选择性第三代芳香化酶抑制剂，竞争性抑制体内芳香化酶活性，阻断雄激素转化为雌激素，这样既能减少雌激素暴露，又不影响卵母细胞质量、受精率以及获胚率。此外，近年来也比较推荐在促排卵治疗的同时放置左炔诺孕酮宫内缓释系统来保护子宫内膜。曼月乐通过局部持续性释放左炔诺孕酮，抑制子宫内膜增殖，同时又不影响卵母细胞和胚胎的质量，妊娠率和活产率也无明显降低。

生育咨询中应当告知患者，妊娠对于子宫内膜癌患者来说具有积极作用。妊娠后患者子宫内膜癌复发率（18.2%）明显低于非妊娠者，且无瘤生存时间明显变长。可能的机制包括：一方面，妊娠期间高水平的孕激素对子宫内膜起到保护作用，并且在分娩过程中以及产褥期，随着蜕膜的完全脱落，起到了类似于刮除病变子宫内膜的作用，在一定程度上预防复发；另一方面，妊娠过程可使肥胖以及 PCOS 的女性在一定时间内避免暴露于高雌激素环境，延缓肿瘤的复发及进展。由于多次宫腔操作史，存在胎盘因素导致的产后出血风险，注意积极预防并处理。建议剖宫产术中对子宫内膜多点活检（尤其根据妊娠前诊刮或宫腔镜结果进行活检）。胎盘组织、胎盘母面组织、胎盘附着面蜕膜及浅肌层送病理。术前需要充分知情同意，沟通剖宫产术中同时切除子宫的利弊。

同时，医生务必告知患者，选择保守治疗必须定期进行肿瘤随访，通常保守治疗的过程中每间隔 3 个月进行子宫内膜活检评估，达到完全缓解后每 6 个月进行经阴道超声评估子宫内膜。妊娠分娩后同样也应该常规定期进行复查，如果复发，应进行根治性手术。

四、子宫内膜增生患者的生育咨询

1. 子宫内膜增生不伴非典型增生患者的生育咨询　子宫内膜增生不伴非典型增生进展为子宫内膜癌的概率为 1% ～ 3%。对于不伴非典型性增生患者应确定其风险因素，治疗的同时对可逆性风险因素进行干预，如肥胖患者进行体重管理、治疗和控制代谢性疾病、切除分泌性激素的卵巢肿瘤、遗传性肿瘤咨询、停止激素替代疗法的使用等。孕激素是子宫内膜增生不伴非典型性增生药物治疗的首选药物。常用孕激素包括：左炔诺孕酮宫内缓释系统（LNG-IUS）、口服孕激素（连续治疗和后半周期治疗）。其他可供选择的药物包括复方口服避孕药、芳香酶抑制剂、促性腺激素释放激素激动剂，但目前缺少高质量证据证实上述药物的有效性，应向患者说明这些药物均为试验性或超适应证的用法。对于有生育要求的患者，子宫内膜不伴非典型增生获得完全缓解后建议积极妊娠，妊娠方式推荐辅助生殖技术，暂无 ART 意愿希望自然妊娠患者，评估卵巢功能、排除其他影响自然妊娠因素后建议促排卵试孕。一旦妊娠，剖宫产终止妊娠者，建议术时取子宫内膜（蜕膜）行病理学检查；阴道分娩者，建议产后 42 天行子宫内膜评估，可以经阴道超声检查替代内膜组织学活检。内膜评估无异常者，按非计划妊娠者长期管理，推荐放置 LNG-IUS；病理学检查异常者，按非围产期相应结果规范处置。

2. 子宫内膜非典型增生患者的生育咨询　子宫内膜非典型增生的癌变率较高，研究显示，6 个月内约 1/3 的子宫内膜非典型增生患者合并子宫内膜癌。治疗分为手术治疗和药物治疗。采用何种治疗方法要依据患者是否有生育要求及其年龄决定。年龄偏大或已完成生育计划无须保留子宫者，首选筋膜外全子宫切除；绝经患者建议行全子宫切除加双侧附件切除，不建议保留卵巢。对有强烈生育要求、年龄小于 45 岁的患者，应充分告知风险：不仅包括潜在的子宫内膜恶性肿瘤的风险，还应包括高于 I 期的子宫内膜癌（2%）、同时存在卵巢癌（4%）和死亡（0.5%）的风险。在进行药物治疗之前，开展生育功能在内的全面评估，除子宫内膜癌等合并存在的恶性肿瘤，治疗后应结合组织学病理检查、影像学检查和肿瘤标志物检测结果，制定个体化管理和随访方案。药物治疗完全缓解后建议积极妊娠，妊娠方式推荐辅助生殖技术。一旦妊娠，产时子宫内膜评估同不伴非典型增生者。对于近期无生育要求的患者，建议放置 LNG-IUS 或应用口服孕激素、复方口服避孕药保护子宫内膜、预防复发。备孕期间每 6 ～ 12 个月进行一次子宫内膜评估，直至去除危险因素或手术切除子宫。

（五）　生殖道损伤患者的生育咨询

女性生殖道损伤的病因多种多样，根据发生部位分为下生殖道损伤（外阴、阴道）和内生殖道损伤（宫颈裂伤、子宫破裂、卵巢破裂）。产科发生生殖道损伤多为分娩过程中发生的宫颈、阴道和/或外阴撕裂伤，瘢痕子宫妊娠后、分娩期间发生子宫破裂；非产科生殖道损伤常与医源性损伤、性交、创伤等因素有关。

医源性损伤造成的生殖道损伤主要指妇科手术中的子宫穿孔，宫腔操作时由各种器械所致的子宫透壁损伤，如探针、宫颈扩张棒、宫腔镜镜体、电极、卵圆钳、剪刀、刮匙等，一旦发生，应根据穿孔大小、部位、有无并发症给予处理，小的穿孔出血不多，可停止操作后观察，给予宫缩剂和抗生素；较大的穿孔伴出血或有邻近脏器损伤的须及时剖腹探查。生殖道损伤对患者的生活质量和身体健康有重大影响，主要治疗方式依靠手术修补。对于此类患者的生育咨询建议损伤修复 3～6 个月后再开展。

相比成年男性和男孩，成年女性和女孩存在特殊的生殖需求，儿童、青少年和成年女性主诉阴道疼痛或生殖道出血或肿胀就诊时，应仔细排查外阴或阴道的创伤或裂伤。患者可能不愿意提供受伤的细节，因此识别有风险的患者是处理的关键步骤。病史应该与体格检查结果一致；如果不一致，必须进一步询问，应注意考虑性虐待或性侵犯的可能性。外阴和会阴损伤最常为钝挫伤，特别是骑跨伤。外阴血肿是最常见的后果，原因往往是自行车、汽车或其他体育事故，但性交相关的活动也会引发创伤。阴道创伤多数由穿通伤所致，性交引起的女性生殖道损伤称为性交损伤，新婚夫妇初次性交往往引起处女膜裂伤，一般损伤较轻，出血不多，数日后自然愈合，属生理性，无须特殊处理。粗暴性交等引起的女性生殖道损伤，可产生疼痛、出血、感染，甚至休克，少数可能穿透腹腔、直肠，造成严重后果，应引起医务人员重视。

下生殖道损伤的生育咨询包括普及性科学知识，加强性道德教育。此外，各级妇女保健机构应当开展婚前检查并使之法制化，早期发现性器官发育不全或生殖道先天畸形（如先天性无阴道、阴道纵隔、阴道横隔、处女膜闭锁等），婚前应给予手术矫治。对已经发生生殖道损伤患者，应当及时治疗。如损伤轻者，一般不到医院就诊；来医院就诊者，往往损伤严重，伤情复杂，最好由有经验的妇科医师处理。止血缝合、改善身体情况、预防感染是处理性交损伤的三个基本环节。与性交相关的下生殖道损伤女性可能发生妇科急症，还要考虑遭受性暴力（包括性侵犯）的生育咨询，包括避孕措施、紧急避孕措施、安全流产等。

外伤导致的生殖道损伤通常较严重。女性生殖道部位隐蔽，富有弹性，多继发于严重型骨盆骨折。发生骨盆骨折，子宫及阴道发生裂伤时往往合并前后邻近器官的损伤，外阴裂伤也易并发肛门及盆底软组织的撕裂伤。外伤所致的生殖道损伤在治疗上以救急、救命为第一，其次为防止感染的发生；在上述两个问题得到解决情况下，应对有移位的骨折予以复位，恢复骨盆内腔的正常值，不致影响儿童及育龄妇女生殖器官的功能。对于此类患者的生育咨询往往在外伤发生后，改善性生活、帮助生育是咨询的重点。

对于阴道分娩造成的生殖道损伤，重点在于预防此类情况的发生。分娩造成的生殖道损伤包括阴道裂伤、宫颈裂伤、产道裂伤等。其重点在于预防，产科医务人员提高助产技术，在发生相应的生殖道裂伤后要及时发现，并积极处理，防止漏诊，延误治疗，以及早期发现邻近器官的损伤。在相关患者生育咨询方面应当注重缓解患者心理焦虑，减轻疼痛。对于合并不孕的患者，可考虑积极助孕。

剖宫产术和育龄妇女子宫肌瘤剔除术广泛开展，随着我国生育"三孩"政策的实施，合并瘢痕子宫的孕妇显著增多。高龄妇女瘢痕子宫再妊娠的并发症多为危急重症，其中子宫破裂是危及母亲和胎儿生命的妊娠并发症。瘢痕子宫再妊娠的生育咨询尤为重要。

妊娠前评估包括：

（1）详细询问子宫手术史，详细的手术记录、病理结果及术后恢复情况；

（2）及时发现并评估子宫瘢痕憩室；

（3）对有不良孕产史或有子代发生遗传病风险的妇女进行病因学筛查和遗传咨询；

（4）对患基础疾病、妊娠相关静脉血栓栓塞疾病高风险及需要辅助生殖技术助孕的高龄妇女，进行多学科会诊以决定能否再次妊娠。

加强瘢痕子宫孕妇妊娠期管理，孕早期评估包括：孕早期超声监测妊娠囊的位置，重点筛查剖宫产术后子宫瘢痕妊娠，做到早诊断、早终止、早清除；若孕早期妊娠囊个数≥2个，综合评估减胎手术的利弊风险及减胎时机。孕中晚期加强产前检查频次，发现瘢痕部位妊娠或怀疑为胎盘植入，应严密监测、充分评估风险，并知情告知，终止妊娠时机建议根据其孕中晚期情况进行评估并决定个体化的分娩时机。瘢痕子宫孕妇终止妊娠方式建议根据瘢痕子宫的病史，个体化决定终止妊娠时机。

（鲁　南　黄　洁　刘嘉茵）

参考文献

[1] Practice Committee of the American Society for Reproductive Medicine. Fertility preservation in patients undergoing gonadotoxic therapy or gonadectomy: a committee opinion[J]. Fertil Steril, 2019, 112(6): 1022-1033.

[2] ESHRE Guideline Group on Female Fertility Preservation. ESHRE guideline: female fertility preservation[J]. Hum Reprod Open, 2020, 2020(4): 1-17.

[3] OKTAY K, HARVEY B E, PARTRIDGE A H, et al. Fertility Preservation in Patients With Cancer: ASCO Clinical Practice Guideline Update[J]. J Clin Oncol, 2018, 36(19): 1994-2001.

[4] DONNEZ J, DOLMANS M M. Fertility preservation in women[J]. N Engl J Med, 2017, 377(17): 1657-1665.

[5] 中国妇幼保健协会生育力保存专业委员会. 女性生育力保存临床实践中国专家共识[J]. 中华生殖与避孕杂志, 2021, 41（5）: 383-391.

[6] 中华医学会生殖医学分会. 生育力保存中国专家共识[J]. 生殖医学杂志, 2021, 30（9）: 1129-1134.

[7] SHAPIRA M, RAANANI H, BARSHACK I, et al. First delivery in a leukemia survivor after transplantation of cryopreserved ovarian tissue, evaluated for leukemia cells contamination[J]. Fertil Steril, 2018, 109(1): 48-53.

[8] SEYHAN A, ATA B, UNCU G. The Impact of Endometriosis and Its Treatment on Ovarian Reserve[J]. Semin Reprod Med, 2015, 33(6): 422-428.

[9] KOSTRZEWA M, WILCZYŃSKI J R, GŁOWACKA E, et al. One-year follow-up of ovarian reserve by three methods in women after laparoscopic cystectomy for endometrioma and benign ovarian cysts[J]. Int J Gynaecol Obstet, 2019, 146(3): 350-356.

[10] OZAKI R, KUMAKIRI J, TINELLI A, et al. Evaluation of factors predicting diminished ovarian reserve before and after laparoscopic cystectomy for ovarian endometriomas: a prospective cohort study[J]. J Ovarian Res, 2016, 9(1): 37.

[11] HAMDAN M, DUNSELMAN G, LI T C, et al. The impact of endometrioma on IVF/ICSI outcomes: a systematic review and meta-analysis[J]. Hum Reprod Update, 2015, 21(6): 809-825.

[12] ATA B, TURKGELDI E, SEYHAN A, et al. Effect of hemostatic method on ovarian reserve following laparoscopic endometrioma excision; comparison of suture, hemostatic sealant, and bipolar dessication. A systematic review and meta-analysis[J]. J Minim Invasive Gynecol,

2015, 22(3): 363-372.

[13] DECKERS P, RIBEIRO S C, SIMÕES R D S, et al. Systematic review and meta-analysis of the effect of bipolar electrocoagulation during laparoscopic ovarian endometrioma stripping on ovarian reserve[J]. Int J Gynaecol Obstet, 2018, 140(1): 11-17.

[14] OKTAY K, BEDOSCHI G, BERKOWITZ K, et al. Fertility preservation in women with Turner syndrome: a comprehensive review and practical guidelines[J]. J Pediatr Adolesc Gynecol, 2016, 29(5): 409-416.

[15] GOLDMAN K N. Elective oocyte cryopreservation: an ounce of prevention?[J]. Fertil Steril, 2018, 109(6): 1014-1015.

[16] JACKSON E. 'Social' egg freezing and the UK's statutory storage time limits[J]. J Med Ethics, 2016, 42(11): 738-741.

[17] BALKENENDE E, VAN ROOIJ F B, VAN DER VEEN F, et al. Oocyte or ovarian tissue banking: decision-making in women aged 35 years or older facing age-related fertility decline[J]. Reprod Biomed Online, 2020, 41(2): 271-278.

[18] GOLDMAN R H, RACOWSKY C, FARLAND L V, et al. Predicting the likelihood of live birth for elective oocyte cryopreservation: a counseling tool for physicians and patients[J]. Hum Reprod, 2017, 32(4): 853-859.

[19] 杨芳，曹云霞 . 选择性卵子冷冻若干伦理问题研究 [J]. 中华生殖与避孕杂志，2018，38（8）：662-666.

[20] CHAN Y Y, JAYAPRAKASAN K, ZAMORA J, et al. The prevalence of congenital uterine anomalies in unselected and high-risk populations: a systematic review[J]. Hum Reprod Update, 2011, 17(6): 761.

[21] PASSOS I M, BRITTO R L. Diagnosis and treatment of müllerian malformations[J]. Taiwan J Obstet Gynecol, 2020, 59(2): 183-188.

[22] PFEIFER S M, ATTARAN M, GOLDSTEIN J, et al. ASRM müllerian anomalies classification 2021[J]. Fertil Steril, 2021, 116(5): 1238.

[23] 夏恩兰 . 子宫畸形的诊治 [J]. 中国实用妇科与产科杂志，2018，34（4）：367-371.

[24] CARRERA M, MILLAN F P, ALCAZAR J L, et al. Effect of hysteroscopic metroplasty on reproductive outcomes in women with septate uterus. Systematic review and meta-analysis[J]. J Minimally Invasive Gynecology, 2022, 29(4): 465-475.

[25] 夏恩兰，彭雪冰，马宁，等 . 宫腔镜手术治疗单角子宫成功妊娠 3 例报告及文献复习 [J]. 中华妇产科杂志，2013，48（9）：689-691.

[26] GRIMBIZIS G F, GORDTS S, DI SPIEZIO S A, et al. The ESHRE-ESGE consensus on the classification of female genital tract congenital anomalies[J]. Hum Reprod, 2013, 28(8): 2032-2044.

[27] 石一复，李娟清. 不孕症合并子宫肌瘤的处理原则 [J]. 中国实用妇科与产科杂志，2020，36（6）：512-516.

[28] 张小芹，李萌，卢美松. 辅助生殖技术中子宫肌瘤的管理策略 [J]. 中国计划生育和妇产科，2019，11（7）：6-11.

[29] 子宫肌瘤的诊治中国专家共识专家组. 子宫肌瘤的诊治中国专家共识 [J]. 中华妇产科杂志，2017，52（12）：793-800.

[30] 赵桂君，陈蓉. 合并子宫肌瘤的不孕症之手术策略 [J]. 国际生殖健康 / 计划生育杂志，2016，35（3）：233-236.

[31] YOUNES G, TULANDI T. Effects of adenomyosis on in vitro fertilization treatment outcomes: a meta-analysis[J]. Fertil Steril, 2017, 108(3): 483-490.

[32] 子宫腺肌病伴不孕症诊疗中国专家共识编写组. 子宫腺肌病伴不孕症诊疗中国专家共识 [J]. 中华生殖与避孕杂志，2021，41（4）：287-295.

[33] 中国研究型医院学会妇产科专业委员会. 早期子宫内膜癌保留生育功能治疗专家共识 [J]. 中国妇产科临床杂志，2019，20（4）：369-373.

[34] 王刚，陈捷，邓凯贤，等. 子宫内膜增生性疾病长期管理专家建议 [J]. 中国计划生育和妇产科，2022，14（7）：7-11.

[35] WHO Classification of tumours Editorial Board. Female genital tumours [M]. 5th ed. Lyon: IARC Press, 2020.

[36] GALLOS I D, YAP J, RAJKHOWA M, et al. Regression,relapse,and live birth rates with fertility-sparing therapy for endometrial cancer and atypical complex endometrial hyperplasia:a systematic review and metaanalysis[J]. American Journal of Obstetrics and Gynecology, 2012, 207(4): 266.e1-266.e12.

[37] 李雷，陈晓军，崔满华，等. 中国子宫内膜增生管理指南 [J]. 中华妇产科杂志，2022，57（8）：566-574.

[38] 中华医学会妇产科学分会妊娠期高血压疾病学组. 高龄妇女妊娠前、妊娠期及分娩期管理专家共识（2019）[J]. 中华妇产科杂志，2019，54（1）：24-26.

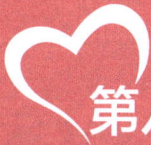

第八章 ·
科学避孕保护女性生育力 ·

第一节　适宜生育年龄

生育期是卵巢生殖功能与内分泌功能最旺盛的时期，一般自18岁左右开始，历时约30年。随着年龄增加，女性生育力逐渐下降，在35岁之后下降明显，因此，通常情况正常女性在25～35岁是适宜的生育年龄。自然情况下，随着女性年龄增长，生理性卵巢储备功能降低，卵巢内卵泡数量减少，卵细胞质量下降，生育潜能下降，在临床上主要表现为受精率降低、妊娠率降低、流产风险增加、活产率下降等。

一、女性理想的生育年龄

2020年Delbaere等认为，年龄对生育能力的影响是衰老对卵巢和卵子质量的影响。数据表明，女性在30岁以前的妊娠概率最高。当妇女不到30岁时，有85%的可能性在1年内妊娠；30岁时，有75%的可能性在最初12个月妊娠；35岁时此概率下降至66%；40岁时下降至44%。随着女性年龄增加，妊娠期的风险可能增加，胚胎停育、胚胎非整倍体以及出生缺陷发生率升高，妊娠期高血压疾病及相关并发症（如妊娠期糖尿病、早产、低出生体重儿和死胎等）的风险也显著增加。Trawick等系统评估结果表明，全球已有10个高质量的指南明确了30岁以后女性生育力下降。我国女性法定结婚年龄为20周岁，综合考虑女性生理发育特点与社会经济等影响因素，建议女性首次生育最好在30岁以前。

二、低龄生育的影响因素

首次生育年龄是指母亲生育第一个孩子的年龄，可能会影响她将要生育的孩子的数量、家庭大小和组成及未来的人口增长。全世界有 20% 的女性首次生育在 18 岁。在发展中国家，730 万新生儿中有 200 万由 15 ～ 18 岁的女孩生育。亚洲东部及太平洋地区的平均生育年龄为 20.2 岁。早育会影响母亲的健康和婴儿的健康，可增加低出生体重风险和死亡风险。20 岁之前首次生育会影响女性未来的健康并增加孕产妇死亡风险。来自 36 个国家的研究显示，与 20 ～ 34 岁母亲相比，18 岁以下母亲所生的 5 岁以下儿童死亡风险高 46%。

Negash 等对 2010—2018 年撒哈拉以南非洲 9 个高生育率国家的人口和健康数据分析表明，育龄妇女首次生育年龄中位数为 19 岁，低于在 20 岁后期到 30 岁初期之间的最佳生育年龄。居住农村、媒体的避孕措施信息少、性生活早、初婚早、避孕需求未得到满足等是首次生育年龄低的重要影响因素。建议各国政府和非政府组织考虑这些因素，努力实施旨在推迟首次生育年龄的措施，降低孕产妇死亡和儿童死亡风险。

三、推迟生育年龄对母婴健康的影响

1. 妇女推迟生育的趋势　在 1980 年和 2005 年，一项 58 万未分娩妇女回顾性队列研究发现，30 ～ 34 岁女性第一次生育的比例增加 3 倍，35 ～ 39 岁的比例增加了 7 倍，40 岁及以上的比例增加了 10 倍。从 2000—2015 年，英格兰和威尔士 40 岁以上妇女每年活产的数量从 15 066 例上升到 29 241 例。目前，妇女推迟生育的现象仍在继续。

2. 高龄生育与流产的风险增加有关　40 岁及以上妇女多数经历过意外妊娠，39 岁以下妇女的流产率为 10% ～ 20%，45 岁以上妇女的流产率为 50% 以上，40 岁及以上女性流产的风险是年轻女性的两倍。丹麦一项持续 15 年的人口大型队列研究发现，47 岁以上妇女的流产率高达 84%。

3. 高龄生育与母婴不良结局风险增加有关　40 岁之后的妊娠和分娩比 40 岁之前有更高的母婴不良结局风险。在英国，40 岁以上孕产妇死亡率是 20 ～ 24 岁孕产妇的 3 倍。高龄产妇还与产后出血、胎盘前置症、妊娠糖尿病、妊娠高血压和剖宫产率增高有关。40 岁以上孕产妇发生死产和围产期死亡率以及早产率的风险明显更高，并随着年龄的增长而稳步上升。异位妊娠的风险也随着年龄的增长而增加。40 岁以上女性发生异位妊娠的可能性是年轻女性的近 3 倍。

4. 高龄生育与先天性畸形率的升高有关 2012 年英国和爱尔兰先天性异常研究人员网络报告显示，与年轻女性相比，40 岁以上女性娩出的婴儿出生时非染色体和染色体异常的患病率更高，唐氏综合征占染色体异常的一半以上。唐氏综合征细胞遗传学登记数据显示，20 世纪 90 年代在英格兰和威尔士进行了详细的唐氏综合征诊断，显示 20 岁女性生育的婴儿唐氏综合征的风险是 1/1 544，30 岁女性是 1/909，40 岁女性是 1/146，45 岁女性是 1/28。

四、对生育年龄与生育力关系的认识

1. 卫生保健服务提供者对生育年龄与生育力关系的认识 年龄和卵巢储备是女性生育的关键因素，美国妇产科医师学会（the American College of Obstetricians and Gynecologists，ACOG）对 5 000 名美国妇产科医生进行了关于生殖老化（reproductive aging，RA）和选择性生育力保存（elective fertility preservation，EFP）咨询的经验、方法和知识的调查。研究发现：患者咨询时间不足和医师相关知识的局限性影响了生殖老化和生育力保存的咨询效果，建议改善对患者的咨询时间，增加卫生保健服务提供者自身 RA 和 EFP 的知识。

瑞典相关研究发现，卫生保健服务提供者和众多医学生群体不仅普遍缺乏对生育的认知，还缺乏生育力相关知识。研究结果表明，需要在妇产科住院医师中促进关于与年龄有关的生育能力下降的教育。

2. 公众对女性生育年龄增长与生育力下降的认知 对生育能力的认知可能会影响生育行为。Jensen 等对年龄在 18～89 岁之间的美国成年人开展的全国性调查，评估了公众对女性生育时间轴（female fertility timeline）的看法。尽管对女性生育时间轴的构成没有科学共识，但这项研究的结果表明，受教育程度与对生育能力的认知显著相关，与受教育程度较低者相比，受教育程度较高者认为女性生育时间轴可维持的时间更长；黑人、西班牙裔参与者以及收入较低者认为的理想的首次妊娠年龄明显低于白人和收入较高的参与者。这些差异提示，美国不同人群青少年早孕问题的根源其实潜伏在对生育时间轴的认知中。

Désirée 等用系统评估的方法评价了过去 10 年中与年龄相关的生育力下降（age-related fertility decline，ARFD）的知识，即生育能力随着年龄的增长而降低的认知相关研究。对 41 项研究测量的 3 个问题进行评估：女性的最佳生育年龄？何时女性生育能力略有下降？何时女性的生育能力显著下降？总体来说，关于 ARFD 的知识是不够的，更为明显的是对女性生育能力显著下降的年龄缺乏认知。

Deatsman 等的前瞻性研究结果表明：在 18～67 岁的女性参与者中平均年龄为（30.9±9.2）岁，大多数（75.8%）女性报告此前有妊娠史，近 20% 的女性表示有妊娠困难，8.5% 的女性报告需要生育治疗，三分之一（30.5%）的女性意识到在 35 岁时生育能力开始下降，但这因既往不孕史或需要生育治疗的情况不同而有所不同。很多未生育的女性不知道 35 岁以上妊娠的健康风险。大多数研究参与者赞同以下可能降低生育能力的因素：吸烟、肥胖症、饮酒、高龄、有性传播疾病史。多数人也认可 35 岁以上女性妊娠期间存在包括糖尿病、流产、高血压和基因异常的健康风险。48.3% 的女性认为如果她们知道年龄会影响生育能力，则会改变生育计划。参与者更喜欢通过网站、小册子及与医疗服务提供者讨论的方式来获得生育力信息。

五、适宜的生育年龄有利于实施生育力保护的干预措施

1. 利用互联网进行生育力保护相关信息的共享　倡导利用互联网进行生育相关信息的共享，使社交媒体成为传播有关生育知识和如何保护生育力信息的有效途径；建立教育网站，通过在线教育，致力于提高儿童、成人、教师、父母和保健专业人员生育和生殖健康知识，开展生育力和生育计划的公众教育。

2. 学校课程教育和专业人员教育　在学校对青少年进行生殖健康教育，包括对生育能力随着年龄增长而降低的知识，可通过学校课程、初级保健和健康促进工作缩小不同人群的认知差距，有助于人们实现其生育目标，并减少不孕症和不良产科结局的风险。

对医疗保健专业人员（特别是全科医生、妇科医生、护士和护士助产士）进行人类生殖学的专业培训；同时，开发在线互动教材以指导专业人员，告知非专业人员关于年龄相关的生育能力下降和生育力保护知识。

3. 提供健康服务和心理咨询　初级卫生保健服务提供者，如全科医生可以很好地提供有关生育和妊娠保健方面的信息；妇产科住院医师可向女性提供关于与年龄有关的生育能力下降的咨询服务，为女性提供生育心理咨询与个人生育计划指导。

美国妇产科学院（ACOG）和美国生殖医学学会（American Society for Reproductive Medcine，ASRM）建议临床医生在每次就诊时向育龄妇女提供关于与年龄相关的生育力下降和妊娠风险的咨询，鼓励妇女考虑自己的生育计划。通过更好的生育咨询，更好的生殖健康指导，更多的继续教育，让妇女能制定最适宜的生育计划。

4. 改善辅助生育效果 为全科医生提供以生育为重点的教育和资源，可以为患者提供敏感、准确和及时的生育咨询、卵巢储备测试和卵母细胞低温保存方面的知识，做好将患者转诊到生育专科的服务。妇产科医生应对患者进行相关教育，及早了解其潜在的生育力，及时转诊患者，使其进行进一步检查并获得早期治疗的机会。

5. 为适宜生育年龄的女性提供安全有效的避孕服务

（1）< 25 岁女性：若近期无生育计划，可选择一些高效可逆的避孕方法，如宫内节育器、皮下埋植剂、避孕针、短效口服避孕药等；若近期（如1年以内）有生育计划，建议先采用避孕套、外用避孕药等避孕方法。

（2）25 ～ 29 岁女性：近期有生育计划的可选择避孕套、外用避孕药等方法避孕；若特殊情况不得不推迟生育计划，也可以考虑宫内节育器、皮下埋植剂、避孕针、短效口服避孕药等高效可逆的避孕方法。

（3）30 ～ 35 岁女性：由于女性卵巢功能开始有下降趋势，避孕时间不宜太长，有生育计划者可选用短效措施如避孕套、外用避孕药和口服避孕药等。

6. 避免高龄女性意外妊娠 40 ～ 44 岁女性在一年内因无保护性生活发生妊娠的概率为 10% ～ 20%，45 ～ 49 岁女性的妊娠概率接近 12%。卫生保健人员应告知妇女，40 岁以上妇女妊娠和分娩比 40 岁以下妇女具有更高的孕产妇和新生儿不良结局风险，指导妇女在充分了解避孕知识的基础上，根据个人健康状况对避孕方法的健康效益与风险进行权衡，知情选择安全、高效、适宜的避孕方法。尽管生育能力随着年龄的增长而自然下降，50 岁以后自然怀孕罕见，但在绝经前仍然需要有效的避孕措施预防意外妊娠。

（李 瑛 茅群霞）

第二节　合理生育间隔

一　正常分娩后的生育间隔

根据世界卫生组织（WHO）和其他国际组织建议：女性正常分娩后至少应有 2 ～ 3 年的生育间隔，有利于减少各种产妇、围产期、新生儿和婴儿健康相关的风险；美国国际开发署研究建议，3 ～ 5 年的生育间隔可能有助于进一步降低相关风险。这些建议也与联合国儿童基金会所推荐的 2 年母乳喂养时间相一致。

1. WHO 及部分国家和地区对生育间隔的评价　WHO 发布的报告指出，生育间隔 < 18 个月或 > 59 个月，胎儿死亡、早产、低出生体重、小于胎龄儿等不良事件发生风险增加。生育间隔达到 15 个月及以上，新生儿存活率将增加；当生育间隔达 27 个月及以上，新生儿存活率显著增加。

Conde 等对 1996—2006 年已发表的相关研究进行 meta 分析，结果显示：与生育间隔 18 ～ 23 个月相比，生育间隔 < 6 个月显著增加早产、低出生体重、低于胎龄儿发生风险；此外，当生育间隔介于 7 ～ 17 个月或 > 59 个月时，早产、低出生体重、低于胎龄儿发生风险也不同程度地增加。

Cleland 等报告，生育间隔 < 20 个月或 > 60 个月，早产、低出生体重和小于胎龄儿的发生风险相对最高；当生育间隔 < 6 个月或 > 50 个月，胎儿死亡和早期新生儿死亡风险最高；生育间隔为 18 ～ 23 个月时，各类不良围产期结局发生风险相对最低。

在印度北部的一项研究中，以出生间隔作为研究指标，将出生间隔分为 < 18 个月、18 ～ 35 个月、36 ～ 59 个月、≥ 60 个月。该研究认为，出生间隔 36 ～ 59 个月为最优选择，与之相比较，出生间隔 < 18 个月，死产风险增加至 3.10 倍；出生间隔 18 ～ 35 个月，死产风险增加至 1.47 倍；出生间隔 ≥ 60 个月，死产风险增加至 1.44 倍。

加拿大一项研究结果显示：与生育间隔 18 个月的孕产妇相比，生育间隔为 6 个月的人群中，胎儿和婴儿不良结局事件发生风险增加至 1.54 倍，早产的发生风险增加至 1.87 倍。

埃塞俄比亚包括 5 个相关研究的 meta 分析结果显示，生育间隔 ≥ 2 年（即 24 个月），婴儿死亡率可降低 50%（95% *CI*：35% ～ 60%）。

巴基斯坦一项横断面研究涉及多次生育经历的 30 ～ 39 岁妇女生育的 12 769 名儿童。结果表明，与生育间隔超过 36 个月相比，生育间隔 < 18 个月，新生儿死亡率增加约 6 倍、婴儿死亡率增加约 5 倍、5 岁以下儿童死亡率增加约 5 倍。

2. 国内近期对生育间隔的评价 2016 年，我国一项纳入 227 532 名育龄妇女的队列研究结果显示：与生育间隔 24 ～ 30 个月比较，生育间隔 < 18 个月增加早产风险，其中生育间隔 < 6 个月时，早产发生风险增加至 2.04 倍。生育间隔 > 60 个月时，早产风险也增加，其中，当生育间隔 ≥ 120 个月时，早产发生风险增加至 1.67 倍。

2021 年，隽娟等开展的多中心回顾性研究结果显示，与生育间隔介于 24 ～ 60 个月相比，生育间隔为 60 个月及以上者，早产、胎膜早破、羊水过少等发生风险增加；生育间隔 < 18 个月，孕产妇妊娠期糖尿病、妊娠期高血压等发生风险增加。

章琦等对陕西省的相关数据进行分析时，以生育间隔为 18 ～ 23 个月作为对照，研究结果显示，生育间隔 < 12 个月或 > 60 个月均会影响新生儿出生体重。

国内外研究结果提示，正常分娩后合理的生育间隔既不能小于 24 个月，也不能长于 60 个月，才能更有效保障孕产妇及其子代的健康。

二 流产或死产后的生育间隔

1. 流产后的生育间隔 根据 WHO 的建议，无论是自然流产或人工流产后，均建议下一次怀孕的最小间隔应至少 6 个月，以减少孕产妇不良结局和围产期风险。

近期的系统评价和大型研究显示，流产后生育间隔小于 6 个月与下次妊娠的不良结果并无明显关联。也有报告显示，流产后生育间隔小于 7 个月时，下次妊娠时母亲焦虑抑郁风险升高。因此在实际情况中，流产后具体生育间隔需征求医生的建议。

2. 发生过死产女性的生育间隔 对于发生过死产的女性来说，再次生育发生死产的风险有所上升。部分指南推荐，发生过死产的女性生育间隔为

15～24 个月。但近期也有研究表明，死产后 12 个月内受孕是常见的，与后续妊娠不良结局的风险增加无关。因此，死产后具体生育间隔还应咨询医生。

三、剖宫产后的生育间隔

剖宫产史是很多分娩并发症的危险因素，剖宫产术后阴道试产（trial of labor after Caesarean，TOLAC）相关的子宫破裂会造成严重后果，因此推荐剖宫产后生育间隔应延长至 18～24 个月。

四、早产及先兆子痫后的生育间隔

在非特殊情况（如高龄妊娠）下，建议曾发生早产及子痫前期的育龄妇女生育间隔大于 18 个月，可以降低女性发生早产和复发性子痫的风险。

五、辅助生殖技术的生育间隔

接受辅助生殖技术（ART）的女性，建议其活产后至下次 ART 开始应至少间隔 12 个月。一项针对 ART 对象的研究发现，自前一次分娩至 ART 开始的间隔小于 12 个月，与低出生体重儿和单胎活产早产的风险升高有关。

六、合理的生育间隔对避孕措施的需求

WHO 认为及时落实避孕措施，保障合理的生育间隔（IPI）对于降低孕产妇死亡率和儿童死亡率有积极作用。2016 年，WHO 建立了新的电子工具，用于指导产后避孕，尤其针对产后 12 个月内的妇女，以保障合理生育间隔，避免意外妊娠的发生。

1. 影响生育间隔的人口学和社会经济因素　已明确短生育间隔与孕产妇、围产期和婴儿不良结局的风险相关，与儿童发病率和死亡率升高有关。有研究表明，发展中国家避免生育间隔小于 36 个月可以预防 35% 的 5 岁以下儿童死亡。最近对来自 77 个国家的人口和健康调查数据进行的分析表明，短 IPI 的儿童患病风险大多局限于中等收入和低收入国家。最新的研究提

示，短 IPI 与不良妊娠结局之间的关联可能与女性社会人口学因素、母亲健康和生育力相关因素及社会经济因素的影响有关。最常见的影响因素包括母亲的年龄、受教育程度、社会地位、经济收入等；前一次妊娠结局、母乳喂养持续时间、是否避孕、对避孕缺乏认识和害怕副作用等；前一个孩子的性别、儿童生存情况、母亲的再次生育意愿等；地区的社会经济水平和卫生条件等。

2019 年 Ejigu 等研究了埃塞俄比亚孕妇中短 IPI 及相关因素，结果表明，短 IPI 比例为 40.9%。最后一个孩子死亡［校正后比值比（aOR）为 3.60，95%CI：1.35 ～ 9.59］、最后一个孩子为女童（aOR 为 2.03，95%CI：1.12 ～ 3.67）、产妇年龄年轻（aOR 为 4.23，95%CI：1.14 ～ 12.66）、未用避孕措施（aOR 为 8.15，95%CI：4.17 ～ 15.94）与短 IPI 显著相关。

2020 年 Shifti 等报告了埃塞俄比亚妇女短 IPI 的个人和社区层面的决定因素，8 448 名女性的研究结果表明：在个人层面，女性初婚年龄（20 ～ 24 岁、25 ～ 29 岁）、丈夫曾接受过高等教育、经济收入水平、之前出生的儿童总数和前一个儿童的死亡与短 IPI 的概率增加相关。在社区层面，生活地区（牧区和城区）、到卫生设施的距离远与较短 IPI 的概率较高相关。

2. 确定短生育间隔的相关因素以制定干预方案

（1）使用避孕方法预防意外妊娠有利于避免短 IPI：美国的数据表明，三分之一的妊娠发生在活产后 18 个月内，预防意外妊娠可能有助于减少这些短 IPI 的妊娠。密西西比州和田纳西州近 76% 的短生育间隔妇女报告了意外妊娠。结果提示，应该建议所有妇女都使用产后避孕，重点人群可能受益于在产前护理和产后住院期间更有针对性的咨询，采取避孕措施不仅更有利于恰当的生育间隔，还可防止意外妊娠。

（2）增加所有卫生保健设施中避孕药具的供给以减少短 IPI：孟加拉国可持续发展目标之一是到 2030 年显著减少孕产妇和 5 岁以下儿童的死亡，分别为 70 例孕产妇死亡 /10 万名活产和 25 例 5 岁以下儿童死亡 /1 000 名活产。由于这些死亡的发生比例与短 IPI 显著相关，需要确定与短 IPI 相关的因素，通过适当的方案进行干预以减少短 IPI 与相关的不良后果至关重要。研究中结果变量是根据 WHO 的建议，短 IPI 被定义为女性正常分娩后至再次分娩的时间间隔为 33 个月或以下。分析结果用现患比（prevalence ratios，PR）和 95%CI 表示。

研究结果表明，约 26% 的活产发生在短 IPI 内，年轻、未受过教育或农村妇女的比例更高。在卫生设施层面，如果有最近的卫生设施提供长效和短效避孕药具，短 IPI 的现患比分别下降约 32%（$PR = 0.68$，$95\%CI$：$0.54 \sim 0.95$）和 66%（$PR = 0.34$，$95\%CI$：$0.22 \sim 0.58$）；个人与提供现代避孕药具最近的卫生设施的距离每增加 1km，女性发生短 IPI 的可能性增加 1.85 倍（$95\%CI$：$1.33 \sim 2.18$）。

上述研究发现，孟加拉国超过四分之一的活产婴儿是在短 IPI 内出生的。年龄较大、家庭地位高及经济条件好的妇女短 IPI 的 PR 较低。在距离妇女最近的保健设施中，避孕药具的可获得性对短 IPI 有预防作用。为此，在减少短 IPI 和相关不良后果的政策和方案中，应优先增加所有保健设施中避孕药具的供给，优先考虑年轻或有不良妊娠经历的妇女。进一步研究确定短 IPI 的地区性及相关因素也可能有助于采取有针对性的干预措施。

我国生育政策调整后，在一对夫妇可以生育三个子女的新形势下，避免过短的生育间隔对保护母婴健康，降低孕产妇和婴儿死亡率至关重要。需要将合理的生育间隔和避孕方法的知情选择相结合纳入育龄妇女的全程服务，通过政策倡导、专业机构支持和知识普及，落实安全、有效、适宜的避孕措施以实现合理的生育间隔。

（李　瑛　柏建岭　姚　捷）

第三节　预防意外妊娠降低人工流产

一　生育水平降低与意外妊娠风险增加

生育水平（总生育率或总和生育率），即每个妇女一生的平均生育数，可用一定时期育龄妇女各年龄组生育率之和，或某年某地平均每千名育龄妇女的活产数为评价指标。国际上多数国家以 15 ～ 49 岁作为育龄妇女的年龄界限。联合国发布的《2022 年世界人口展望》中明确，近几十年来，许多国家的生育水平显著下降，世界人口的增长速度正在放缓。2021 年，全球每位妇女一生平均生育 2.3 个孩子，远远低于 20 世纪中期每位妇女生育约 5 个孩子。预测到 2050 年，全球总和生育率预计为每名妇女生育 1.88 ～ 2.42 例之间。今后的几十年中，生育水平将始终处于下降趋势。

意外妊娠，即无论是否采取避孕措施，妇女在不想妊娠时发生的妊娠，包括因避孕失败和未满足避孕需求导致的妊娠。由于生育观念的改变，预期生育数减少，意外妊娠的风险就会增加。意外妊娠无论在贫困国家或发达国家都是一个重要的公共卫生问题，对妇女、婴儿、家庭和社会造成严重不良后果，包括不安全流产、孕产妇心理健康问题、儿童健康问题和失业的风险。

二、未用避孕方法或避孕方法比例低

《UNFPA 2020—2030 计划生育策略》(*UNFPA Strategy for Family Planning 2022—2030*)中提及，2015—2019 年全球每年有 1.21 亿次意外妊娠，超过60% 的意外妊娠以人工流产终止。据估计，加拿大约三分之一的妊娠是意外妊娠，其中，不使用避孕措施为主要因素。近期非洲地区的研究结果表明，高危分娩和儿童死亡率升高与现代避孕药具使用比例低有关，未使用避孕措施导致短生育间隔是儿童死亡率的最高风险。满足对现代避孕措施的需求可降低妇女高危分娩的比例，也可降低儿童死亡率。

2019 年 Hailemichael 等的研究表明，是否使用避孕措施为不良分娩结局的独立危险因素。WHO 关于《产后计划生育策略》(*Programming strategies for Postpartum Family Planning*，2013)的资料阐述了一项 27 个国家的人口和健康调查数据分析，结果显示，95% 产后 0～12 个月的妇女希望在未来 24 个月内避免妊娠，但 70% 的人没有使用避孕措施。另一项对 46 个国家 10 年的孕产妇死亡率研究发现，随着每名妇女的生育孩子数增加到 4 个或更多，孕产妇死亡的风险也会增加。由此可见，产后妇女是对避孕需求最大、需求未得到满足的妇女群体之一。

三、副作用、健康问题和依从性对避孕使用的影响

近几十年来，随着避孕药具使用的增加，降低了意外妊娠的风险，但是长效高效避孕方法的使用仍然有很多问题。不使用避孕措施的原因各不相同，如低效避孕方法的广泛使用，因避孕方法含激素而担心副作用，因需要进行手术而不愿使用某些避孕措施，青少年中缺乏常规避孕药与紧急避孕药

的认识，紧急避孕药的使用比例高等问题。虽然绝育术、皮下埋植剂和宫内节育器在预防妊娠方面比其他避孕方法更有效，然而，很难推广应用。加纳的研究结果提示，副作用往往导致妇女改变或停止使用长效高效避孕措施。

来自欧洲、北美和南美洲 9 个国家 4 500 例 21 ~ 29 岁避孕药使用者调查结果提示，保健服务者应了解年轻妇女特殊的避孕依从率，了解使用者的生活方式问题和避孕依从的潜在障碍，指导其作出最适宜的知情选择。

四、长效可逆避孕措施

男性与女性在整个育龄期常用的避孕方法如下。

1. 避孕药品　包括复方短效口服避孕药、紧急避孕药、注射避孕针、避孕贴剂、阴道环、皮下埋植剂等。

2. 避孕器具　包括宫内节育器、避孕套、宫颈帽、避孕凝胶等。

3. 绝育手术　女性绝育术与男性绝育术。

4. 其他方法　安全期避孕法、体外排精法、哺乳期闭经法等。

某种避孕方法每百名妇女完美使用 1 年，发生意外妊娠的人数 < 1，即为高效避孕方法；发生意外妊娠的人数在 2 ~ 9 之间，则为有效避孕方法；发生意外妊娠的人数 > 9，则为效果较差的避孕方法。

WHO 推荐的高效避孕方法包括宫内节育器、皮下埋植剂、女性绝育术、男性绝育术、长效避孕针（单纯孕激素与复方雌孕激素避孕针）、复方短效口服避孕药、阴道环、透皮贴剂。女性绝育术、男性绝育术、宫内节育器、皮下埋植剂、长效避孕针同时还是长效避孕方法。宫内节育器、皮下埋植剂和长效避孕针为长效可逆避孕措施（LARC），已得到高度关注。

高效避孕方法以外均为非高效避孕方法，包括男用避孕套、女用避孕套、外用避孕药（膜剂、栓剂、凝胶）、安全期避孕法、体外排精法。由于失败率高，意外妊娠和人工流产的风险高，应用时须注意正确的使用方法和注意事项。

五、提供安全有效避孕服务的需求与重要性

1. 提供优质避孕服务　加拿大的避孕共识明确，卫生保健提供者应向

服务对象提供关于使用避孕方法预防妊娠与促进健康性行为的指导，应提供关于各种避孕选择及其潜在的非避孕效益的有效信息，并协助妇女及其伴侣确定最佳使用方法；计划生育咨询应包括关于与女性年龄增长有关的生育力下降的内容。澳大利亚关于妇女生育调查数据表明，在妊娠的妇女中，34.3% 有过自然流产，22.8% 有过人工流产，2.3% 有过死产，这些生殖健康问题说明了包括避孕服务在内的生殖保健服务的需求与重要性。美国多个研究结果证明，提供优质避孕服务有助于改善与健康相关的行为，对意外妊娠和不良妊娠结局有预防作用，有利于妇女健康。

2. 减少意外妊娠需要采取有针对性的干预措施　意外妊娠是全社会重大的公共卫生问题，与社会经济发展和母婴健康结果呈负相关。2021 年 Sarder 等分析了六个南亚国家的全国最新人口统计学和健康调查数据，认为相关地区开展有关生殖健康的干预方案时应考虑改善该区域的健康教育、咨询、医疗技能、性教育、避孕药具的获取及使用情况。Nigussie 等的研究结果显示，迫切需要通过同伴教育加强夫妇间对生育和避孕问题的沟通，并鼓励正确使用高效的避孕方法。Peach 等调查结果强调当地迫切需要采取有针对性的干预措施，以改善避孕知识、促进避孕方法的接受和使用，减少意外妊娠的发生。2021 年 Merga 等对已婚青年意外妊娠及相关因素的研究发现，已婚年轻女性中，意外妊娠的比例为 31.1%，担心避孕药具副作用是意外妊娠的重要影响因素。研究者强调，应关注已婚青年这个特殊群体，提供相关的避孕方法副作用方面的咨询。

埃塞俄比亚进行基于社区的横断面研究结果表明，孕妇中意外妊娠的比例为 55%，家庭收入低、妊娠数高、出生间隔小于 2 年、缺乏避孕意识等因素与意外妊娠显著相关。地区卫生管理部门和卫生保健提供者应着重考虑这些已明确的影响因素，针对存在的计划生育和相关健康问题对妇女进行健康教育。Ojuok 等根据肯尼亚人口健康监测数据中明显升高的意外妊娠比例，建议诊所在产前和产后加强有针对性的避孕咨询，加强有效使用计划生育服务以减少意外妊娠。Quak 等发现新加坡 8 家公立初级保健诊所就诊的需要终止意外妊娠的妇女中，只有 2.9% 的人使用了避孕药具，研究者认为迫切需要提供可及的社区保健服务，对妇女进行健康教育和避孕咨询，以减少意外妊娠的发生。

人工流产作为避孕失败的补救措施在我国合法并广泛应用，解决了非意愿妊娠给女性、配偶及家庭带来的后顾之忧。但无论手术流产还是药物流产，都会因为对女性生殖器官自身防护屏障的破坏和对子宫内膜的损伤，对生殖系统及其功能产生潜在的损害。与人工流产手术相关的伤害也称为手术并发症，术中发生的常见并发症有出血、子宫穿孔；术后常见的并发症有感染、宫颈/宫腔粘连，可能导致继发性不孕，或之后怀孕时发生流产、早产、胎盘粘连等。现有的证据表明，上述危害随人工流产次数的增加而加重，重复人工流产发生并发症和继发性不孕的风险更高，对女性生育力和生殖健康危害严重，因此应特别重视避免重复流产的发生。

六、预防意外妊娠降低人工流产的干预试验

全球多个国家与地区在预防非意愿妊娠降低人工流产方面进行了需求调查研究，针对存在问题开展从卫生政策优先到社区人群干预与随机化临床试验，取得了令人瞩目的成效，很多成功的经验可以借鉴或推广应用。

1. 政策优先 在巴布亚新几内亚开展的提高长效可逆避孕方法（LARC）使用比例是联合国可持续发展目标的优先事项，也是巴布亚新几内亚国家卫生计划到 2030 年将国家孕产妇死亡率减半的关键战略之一，同时，将青少年和未婚性行为活跃的妇女纳入避孕计划。

2021 年 Steenland 等在美国南卡罗来纳州的研究证据表明，医疗补助支付产后即时使用 LARC 的新政策增加了产后即时 LARC 的可用性，显著增加了特别容易发生短出生间隔、高风险再次妊娠人群中高效的产后避孕措施使用比例。

自 2018 年我国国家卫生健康委员会组织制定了《人工流产后避孕服务规范》，我国预防意外妊娠已取得良好效果，2021 年更新规范内容，推动人工流产后即时落实高效避孕节育措施，切实减少重复人工流产，保障女性生育能力和身心健康。

2. 重点人群干预

（1）青少年干预：为了有效使用避孕方法，降低意外妊娠的风险，McCarthy 等在行为科学的指导下，为玻利维亚年轻女性开发了一种应用程序，通过手机进行避孕行为干预。为了评估干预措施对玻利维亚年轻妇女获得与使用有效避孕方法的影响，4 个月内在 16 ～ 24 岁女性中开展 1：1 平行随机化对照试验，被分配到干预组的对象可以下载使用带有常规避孕服务和干预信息的应用程序（APP）；被分配到对照组的对象可以使用相同的

APP 但无相关干预信息。研究结果表明，如果在下载应用程序的同时提供干预信息，可能增加有效避孕的可接受性。

美国的青少年妊娠率仍然高于任何其他工业化国家，Kathleen 等的研究采用整群随机对照试验设计，其中来自洛杉矶联合学区的 18 个学校健康中心被随机分配到干预组（E 健康 App）或对照组（无 App）。这项以患者为中心的基于计算机的有效临床干预，可增加拉丁裔少女的健康知识，降低意外妊娠，初步结果已经证明了 E 健康 App 的成效。

2023 年 Masonbrink 等在美国密苏里州堪萨斯市某专科医院对 14～21 岁有过性行为（包括预期有性行为）的女性进行了避孕干预试验。干预措施包括健康教育者提供基于平板电脑的避孕教育，若有需要可提供避孕药具。通过激素避孕与避孕套在参与者中的使用显示了该专科医院的避孕干预有较高的可行性、可接受性和成效，提示努力扩大避孕措施的获得范围对于降低意外妊娠非常重要。

（2）社区人群干预：使用长效和永久的避孕方法（long-acting and permanent method，LAPM）对预防非意愿妊娠具有重要意义。Amo-Adjei 等通过流动计划生育服务等发现，接受干预措施的 28 515 名妇女中，57% 报告使用 LAPM，远高于全国比率；不希望再生育的妇女 LAPM 的使用率显著升高，妇女合理的生育间隔比例升高。持续的社区干预措施解决了提供和使用避孕药具的供需之间的障碍。

2022 年 Raj 等在印度马哈拉施特拉邦农村 18～29 岁的已婚夫妇中开展了一项整群随机对照试验，评估干预措施对避孕决策、双方沟通及避孕药具使用的影响。结果显示，接受干预的参与者中意外妊娠的可能性较低（47% vs 19%）（$P = 0.07$），提示干预措施可改善印度农村地区避孕药具的使用以减少女性的意外妊娠。

（3）产后长效可逆避孕措施的医院干预：产后一年内由于生殖器官的生理改变，因意外妊娠而导致人工流产术的风险增加，如子宫穿孔。产后意外妊娠可增加早产、低出生体重儿、死胎等不良妊娠结局的风险。剖宫产术后 12 个月内妊娠，子宫破裂、前置胎盘、孕期大出血等危及母体生命的危险性明显增加，婴儿死亡率增高。产后 LARC 已得到高度关注。2022 年 Steenland 等在美国南卡罗来纳州基于 18 万人群的队列研究（2009 年 1 月至 2021 年 7 月）结果表明：新政策实施后，产后立即使用长效可逆避孕措施的比例增加了 5.6%（95%CI: 3.7～7.4），预防意外妊娠，随后新生儿早产和低出生体重发生率均有所下降。

（4）人工流产后关爱服务的医院干预：自 2002 年国际流产后服务联盟提出人工流产后关爱（PAC）服务后，2005—2007 年，我国在多个城市医院开展了 PAC 服务干预方法的探索。2011 年国内 PAC 项目建立了第一批优质服务示范医院，项目推广后逾百万名妇女从中获益。2012 年启动全国 30 个省（自治区、直辖市）各 3 家试点医院进行干预试验，对 PAC 的激励机制为干预的重要内容，于 2016 年结束。PAC 服务的实践为医疗与保健工作的结合，综合的生殖保健服务模式和妇幼健康服务机构的整合作出积极的有意义的探索。

3. 探索社区药房在预防意外妊娠中的作用 为了寻找新方法以增加避孕产品和信息的可及性从而降低全球的意外妊娠高发风险，2020 年 Buckingham 等拟定了一项方案，在世界范围分析评价基于药房的预防意外妊娠的干预措施及其结果，评价在获取避孕产品的途径和避孕公平性方面的障碍；分析如何利用社区药房实现避孕产品可及性，并扩大药剂师的作用来提供避孕服务。项目将为社区药师提供降低意外妊娠的卫生政策和循证实践的信息。

另一项是确定从紧急避孕到常规避孕桥接有效性的干预试验。如果避孕失败，口服紧急避孕药（oral emergency contraception，EC）可以预防意外妊娠。英国妇女通常从药房获得 EC，但随后需要预约全科医生或生殖保健服务，以获得常规避孕方法，由此产生的避孕空隙可能会发生意外妊娠。为了更好连接紧急避孕与常规避孕，减少由此发生的意外妊娠，2019 年 Cameron 等设计了随机队列交叉试验，干预试验涉及英国三个地区（伦敦、洛锡安和泰赛德）的 31 家药店、626 ～ 737 名女性，干预组对象由药剂师提供单孕激素片（POP）＋当地生殖保健诊所就诊快速通道；对照组仅建议妇女到避孕提供机构接受标准化服务，研究将通过两组之间的比较观察干预是否能增加有效避孕和更好地预防意外妊娠。

由此可见，预防意外妊娠，降低人工流产可以因地制宜，根据存在问题提供优先的卫生政策，实施包括避孕服务的生殖健康优质服务；基于循证依据和需求引入先进的理念与技术，进行重点人群干预（包括青少年、社区人群、产后和人工流产后人群等）；推广知情选择，指导使用者获得安全、高效且可接受的避孕方法；减少意外妊娠及人工流产，降低孕产妇、婴儿、儿童死亡风险，实现女性人群生育力保护。

（李　瑛）

参考文献

[1] 谢幸，孔北华，段涛. 妇产科学 [M]. 9 版. 北京：人民卫生出版社，2022.

[2] American College of Obstetricians Gynecologists Committee on Gynecologic Practice and Practice Committee. Female age-related fertility decline.Committee Opinion No.589[J]. Fertil Steril, 2014, 101(3): 633-634.

[3] NEGASH W D, ASMAMAW D B. Time to first birth and its predictors among reproductive age women in high fertility countries in Sub-Saharan Africa: Inverse Weibull gamma shared frailty model[J]. BMC Pregnancy Childbirth, 2022, 22(1): 844.

[4] OWEN A, CARLSON K, SPARZAK P B. Age Related Fertility Decline[M]. Treasure Island (FL): StatPearls Publishing, 2024.

[5] DELBAERE I, VERBIEST S, TYDEN T, et al. Knowledge about the impact of age on fertility: a brief review[J]. Upsala Journal of Medical Science, 2020, 125(2): 167-174.

[6] TRAWICK E, PECORIELLO J, QUINN G, et al. Guidelines informing counseling on female age-related fertility decline: a systematic review[J]. Journal of Assisted Reproduction Genetics, 2021, 38(1): 41-53.

[7] FSRH. FSRH Guideline Contraception for Women Aged Over 40 Years[M]. London: Faculty of Sexual & Reproductive Healthcare Statement, 2017.

[8] RANI F, SUSAN K, HARRY L, et al. Counseling patients on reproductive aging and elective fertility preservation-a survey of obstetricians and gynecologists' experience, approach, and knowledge[J]. Journal of Assisted Reproduction and Genetics, 2018(35): 1613-1621.

[9] YU L, PETERSON B, INHORN M, et al. Knowledge, attitudes, and intentions toward fertility awareness and oocyte cryopreservation among obstetrics and gynecology resident physicians[J]. Hum Reprod, 2016(32): 403-411.

[10] JENSEN R E, MARTINS N, PARKS M M. Public Perception of Female Fertility: Initial Fertility, Peak Fertility, and Age-Related Infertility Among US Adults[J]. Archives of Sexual Behavior, 2018, 47(5): 1507-1516.

[11] HARPERA J, BOIVIN J, O'NEILL H C, et al. The need to improve fertility awareness[J]. Reproductive BioMedicine and Society Online, 2017(4):18-20.

[12] DÉSIRÉE G, SARAI B, AMELIA R, et al. Knowledge of age-related fertility decline in women: A systematic review[J]. European Journal of Obstetrics & Gynecology and

Reproductive Biology, 2018(230): 109-118.

[13] DEATSMAN S, VASILOPOULOS T, ALICE R V. Age and Fertility: A Study on Patient Awareness[J]. JBRA Assisted Reproduction, 2016, 20(3): 99-106.

[14] KARIN H, REBECCA Z, CAROLINE C, et al. Fertility-related knowledge and information-seeking behaviour among people of reproductive age: a qualitative study[J]. Human Fertility, 2017, 20(2): 88-95.

[15] Committee On Gynecologic Practice. ACOG Committee Opinion[J]. Obstetrics & Gynecology, 2018, 132(4): e181-e186.

[16] SLATER A, LIEW R, PEATE M. Age-related fertility decline and elective oocyte cryopreservation: Knowledge, attitudes and practices in a pilot study of general practitioners[J]. Australian Journal of General Practice, 2022, 51(8): 610-619.

[17] World Health Organization. Report of a WHO technical consultation on birth spacing[M]. Geneva: World Health Organization, 2007.

[18] CONDE-AGUDELO A, ROSAS-BERMÚDEZ A, KAFURY-GOETA A C. Birth spacing and risk of adverse perinatal outcomes: a meta-analysis[J]. JAMA, 2006, 295(15): 1809-1823.

[19] CLELAND J, CONDE-AGUDELO A, PETERSON H, et al. Contraception and health[J]. Lancet, 2012, 380(9837): 149-156.

[20] WILLIAMS E K, HOSSAIN M B, SHARMA R K, et al. Birth interval and risk of stillbirth or neonatal death: findings from rural north India[J]. J Trop Pediatr, 2008, 54(5): 321-327.

[21] SCHUMMERS L, HUTCHEON J A, HERNANDEZ-DIAZ S, et al. Association of Short Interpregnancy Interval With Pregnancy Outcomes According to Maternal Age[J]. JAMA Intern Med, 2018, 178(12): 1661-1670.

[22] DADI A F. A Systematic Review and Meta-Analysis of the Effect of Short Birth Interval on Infant Mortality in Ethiopia[J]. PLoS One, 2015, 10(5): e0126759.

[23] AMIR-UD-DIN R, MAHMOOD H Z, ABBAS F, et al. Association of breast feeding and birth interval with child mortality in Pakistan: a cross-sectional study using nationally representative Demographic and Health Survey data[J]. BMJ Open, 2022, 12(1): e053196.

[24] ZHANG L, SHEN S, HE J, et al. Effect of Interpregnancy Interval on Adverse Perinatal Outcomes in Southern China: A Retrospective Cohort Study, 2000-2015[J]. Paediatr Perinat Epidemiol, 2018, 32(2): 131-140.

[25] 隽娟, 杨慧霞, 魏玉梅, 等. 妊娠间隔对经产妇妊娠结局的影响 - 多中心回顾性研

究 [J]. 中华妇产科杂志，2021，56（3）：161-169.

[26] 章琦，王玲玲，柏如海，等. 育龄妇女生育间隔与活产单胎新生儿出生体重的关联分析 [J]. 中华流行病学杂志，2018，39（3）：317-320.

[27] CAMERON S T, BARAITSER P, GLASIER A, et al. Pragmatic cluster randomised cohort cross-over trial to determine the effectiveness of bridging from emergency to regular contraception: the Bridge-It study protocol[J]. BMJ Open, 2019, 9(10): e029978.

[28] REGAN A K, ARNAOUT A, MARINOVICH L, et al. Interpregnancy interval and risk of perinatal death: a systematic review and meta-analysis[J]. BJOG, 2020(127): 1470-1479.

[29] MELISSA K, KELLY Y, MARY T, et al. Interpregnancy interval and subsequent pregnancy outcomes after dilation and evacuation[J]. J Obstet Gynaecol, 2018(38): 516-520.

[30] GONG X, HAO J, TAO F, et al. Pregnancy loss and anxiety and depression during subsequent pregnancies: data from the C-ABC study[J]. European Journal of Obstetrics & Gynecology, 2013, 166(1): 30-36.

[31] NIJKAMP J W, RAVELLI A C J, GROEN H, et al. Stillbirth and neonatal mortality in a subsequent pregnancy following stillbirth: a population-based cohort study[J]. BMC Pregnancy Childbirth, 2022, 22(1): 11.

[32] DEV A. Risk of recurrent stillbirth and neonatal mortality: mother-specific random effects analysis using longitudinal panel data from Indonesia (2000-2014)[J]. BMC Pregnancy Childbirth, 2022, 22(1): 524.

[33] BIGELOW C A, BRYANT A S. Short Interpregnancy Intervals: An Evidence-Based Guide for Clinicians[J]. Obstetrical & Gynecological Survey, 2015, 70(7): 458-464.

[34] GETAHUN D, LAWRENCE J M, FASSETT M J, et al. The association between stillbirth in the first pregnancy and subsequent adverse perinatal outcomes[J]. Am J Obstet Gynecol, 2009(201): 378 e1-378 e6.

[35] REGAN A K, GISSLER M, MAGNUS M C, et al. Association between interpregnancy interval and adverse birth outcomes in women with a previous stillbirth: an international cohort study[J]. Lancet, 2019(393): 1527-1535.

[36] STAMILIO D M, DEFRANCO E, PARÉ E, et al. Short interpregnancy interval: risk of uterine rupture and complications of vaginal birth after cesarean delivery[J]. Obstet Gynecol, 2007(110): 1075-1082.

[37] BUJOLD E, GAUTHIER R J. Risk of uterine rupture associated with an interdelivery

interval between 18 and 24 months[J]. Obstetrics & Gynecology, 2010, 115(5): 1003.

[38] AMO-ADJEI J, MUTUA M, MUKIIRA C, et al. Fertility intentions and the adoption of long-acting and permanent contraception (LAPM) among women: evidence from Western Kenya[J]. BMC Womens Health, 2019, 19(1): 26.

[39] REGASA M T, HINKOSA L, BESHO M, et al. Predictors of preterm birth in Western Ethiopia: A case control study[J]. PLoS One, 2021(16): e0247927.

[40] RAJ A, GHULE M, JOHNS N E, et al. Evaluation of a gender synchronized family planning intervention for married couples in rural India: The CHARM2 cluster randomized control trial[J]. EClinicalMedicine, 2022(45): 101334.

[41] QUINN M M, ROSEN M P, HUDDLESTON H G, et al. Interpregnancy Interval and Singleton Live Birth Outcomes From In Vitro Fertilization[J]. Obstetrics & Gynecology, 2018, 132(1): 115-121.

[42] STEENLAND M W, PACE L E, SINAIKO A D, et al. Medicaid Payments For Immediate Postpartum Long-Acting Reversible Contraception: Evidence From South Carolina[J]. Health Aff (Millwood), 2021, 40(2): 334-342.

[43] BUCKINGHAM P, AMOS N, HUSSAINY S Y, et al. Scoping review of pharmacy-based initiatives for preventing unintended pregnancy: protocol[J]. BMJ Open, 2020, 10(1): e033002.

[44] MOLITORIS J, BARCLAY K, KOLK M. When and where birth spacing matters for child survival: an international comparison using the DHS[J]. Demography, 2019(56): 1349-1370.

[45] HANLEY G E, HUTCHEON J A, KINNIBURGH B A, et al. Interpregnancy interval and adverse pregnancy outcomes[J]. Obstet Gynecol, 2017(129): 408-415.

[46] PIMENTEL J, ANSARI U, OMER K, et al. Factors associated with short birth interval in low- and middle-income countries: a systematic review[J]. BMC Pregnancy Childbirth, 2020, 20(1): 156.

[47] SARMIENTO I, ANSARI U, OMER K, et al. Causes of short birth interval (kunika) in Bauchi State, Nigeria: systematizing local knowledge with fuzzy cognitive mapping[J]. Reprod Health, 2021, 18(1): 74.

[48] EJIGU A G, YISMAW A E, LIMENIH M A, et al. The effect of sex of last child on short birth interval practice: the case of northern Ethiopian pregnant women[J]. BMC Research Notes, 2019, 12(1): 75.

[49] SHIFTI D M, CHOJENTA C G, HOLLIDAY E, et al. Individual and community level

determinants of short birth interval in Ethiopia: A multilevel analysis[J]. PLoS One, 2020, 15(1): e0227798.

[50] BRUNNER HUBER L R, SMITH K, SHA W, et al. Factors associated with pregnancy intention among women who have experienced a short birth interval: findings from the 2009 to 2011 Mississippi and 2009 Tennessee Pregnancy Risk Assessment Monitoring System[J]. Annals Epidemiology, 2018, 28(6): 372-376.

[51] WHO. Sustainable Development Goal 3: Good Health and Well-being. United Nations in Bangladesh [EB/OL]. WHO, 2022. https://bangladesh.un.org/en/sdgs/3.

[52] ISLAM M Z, ISLAM M M, RAHMAN M M, et al. Prevalence and risk factors of short birth interval in Bangladesh: Evidence from the linked data of population and health facility survey[J]. PLOS Glob Public Health, 2022, 2(4): e0000288.

[53] Department of Economic and Social Affairs Population Division. World Population Prospects 2022：Summary of Results[M]. New York: United Nations, 2022.

[54] CLELAND J. The complex relationship between contraception and abortion[J]. Best Pract Res Clin Obstet Gynaecol, 2020(62): 90-100.

[55] MAIGA A, HOUNTON S, AMOUZOU A, et al. Trends and patterns of modern contraceptive use and relationships with high-risk births and child mortality in Burkina Faso[J]. Global health action, 2015(8): e29736.

[56] HAILEMICHAEL H T, DEBELEW G T, ALEMA H B, et al. Determinants of adverse birth outcome in Tigrai region, North Ethiopia: Hospital-based case-control study[J]. BMC Pediatrics, 2019, 20(1): 10.

[57] MERGA J, WIRTU D, TESFAYE T, et al. Unintended pregnancy and the factors among currently pregnant married youths in Western Oromia, Ethiopia: A mixed method[J]. PLoS One, 2021, 16(11): e0259262.

[58] TRAORE L F, DIOP S, CHANOU Y, et al. Emergency contraception among health students in Benin and Mali[J]. Mali Medicine, 2016, 31(3): 1-7.

[59] PEARSON J T, CHELSTOWSKA M, ROWLAND S P, et al. Contraceptive Effectiveness of an FDA-Cleared Birth Control App: Results from the Natural Cycles US Cohort[J]. Journal of Women's Health, 2021, 30(6): 782-788.

[60] STEENLAND M W, PACE L E, COHEN J L, et al. Association of Medicaid Reimbursement for Immediate Postpartum Long-acting Reversible Contraception With Infant Birth Outcomes[J]. JAMA Pediatrics, 2022, 176(3): 296-303.

[61] METCALFE A, TALAVLIKAR R, DU PREY B, et al. Exploring the relationship between socioeconomic factors, method of contraception and unintended pregnancy[J]. Reproductive Health, 2016(13): 28.

[62] BLACK A, GUILBERT E, COSTESCU D, et al. Canadian Contraception Consensus (Part 1 of 4)[J]. Journal of Obstetrics and Gynaecology Canada, 2015, 37(10): 936-942.

[63] RICHTERS J, CARTER A, CARUANA T, et al. Reproductive experiences and outcomes among a representative sample of women: the Second Australian Study of Health and Relationships[J]. Australian and New Zealand Journal of Public Health, 2022, 46(1): 69-74.

[64] TREGEAR S J, GAVIN L E, WILLIAMS J R. Systematic review evidence methodology: providing quality family planning services[J]. American journal of preventive medicine, 2015, 49(Suppl 1): S23-S30.

[65] PAZOL K, ROBBINS C L, BLACK L I, et al. Receipt of Selected Preventive Health Services for Women and Men of Reproductive Age-United States, 2011-2013[J]. MMWR Surveillance summaries, 2017, 66(2): 1-31.

[66] CAETANO C, PEERS T, PAPADOPOULOS L, et al. Millennials and contraception: why do they forget? An international survey exploring the impact of lifestyles and stress levels on adherence to a daily contraceptive regimen[J]. European journal of Contraception & reproductive health Care, 2019, 24(1): 30-38.

[67] NIGUSSIE K, DEGUI G, CHANIE H, et al. Magnitude of Unintended Pregnancy and Associated Factors Among Pregnant Women in Debre Markos Town, East Gojjam Zone, Northwest Ethiopia: A Cross-Sectional Study[J]. International Journal of Women's Health, 2021(13): 129-139.

[68] PEACH E, MORGAN C, SCOULLAR M J, et al. Risk factors and knowledge associated with high unintended pregnancy rates and low family planning use among pregnant women in Papua New Guinea[J]. Nature research, 2021, 11(1): 1222.

[69] SARDER A, ISLAM S M S, MANIRUZZAMAN, et al. Prevalence of unintended pregnancy and its associated factors: Evidence from six south Asian countries[J]. PLoS One, 2021, 16(2): e0245923.

[70] YOHANNES E, BALIS B. Unintended pregnancy and associated factors among women who live in Ilu Gelan district, western ethiopia, 2021[J]. International journal of reproductive medicine, 2022(2022): 8646724.

[71] OJUOK R, NYAMONGO D D, MUTAI D J, et al. Determinants of unintended pregnancy among women attending antenatal clinic at Kenyatta National Hospital[J]. F1000Research, 2022(11): 585.

[72] QUAK X E S, SULTANA R, AAU W K, et al. A 3-year retrospective study of unintended pregnancy in a developed multi-ethnic Asian community: A call for better healthcare system for family planning[J]. Frontiers in public health, 2022(10): 996696.

[73] GUPTA S, MCGEECHAN K, BERNAYS S, et al. Fertility preferences,contraceptive use and theunmet need for contraceptionin Papua New Guinea: keyfindings from 1996-2016[J]. Asia Pacific Journal of Public Health, 2021, 33(6/7): 780-783.

[74] MCCARTHY O, ALIAGA C, TORRICO PALACIOS M E, et al. An Intervention Delivered by Mobile Phone Instant Messaging to Increase Acceptability and Use of Effective Contraception Among Young Women in Bolivia: Randomized Controlled Trial[J]. Journal of Medical Internet Research, 2020, 22(6): e14073.

[75] KATHLEEN P, RODRIGUEZ F, POLLACK L M, et al. Assessing the effectiveness of a patient-centred computer-based clinic intervention, Health-E You/Salud iTu, to reduce health disparities in unintended pregnancies among Hispanic adolescents: study protocol for a cluster randomised control trial[J]. BMJ Open, 2018(8): e018201.

[76] MASONBRINK A R, NOEL-MACDONNELL J, STAGGS V S, et al. Feasibility of a contraception intervention for hospitalized adolescents and young adults[J]. Hospital Pediatrics, 2023, 13(4): 337-344.

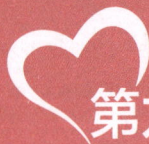

第九章
女性生育力保存方法

第一节　恶性肿瘤患者生育力保存方法

随着恶性肿瘤的治愈率提高和玻璃化低温保存技术的进步，对女性恶性肿瘤患者的生育力保存在近30年获得发展和推广。恶性肿瘤的手术治疗、放疗和化疗等措施，会极大地伤害卵巢储备，严重降低生育力，约50%的女性发生绝经和不孕。在肿瘤治疗之前，将女性的生殖细胞用低温冷冻方法保存起来，待肿瘤治愈后再将冷冻的卵巢组织配子（卵母细胞和精子）或体外受精（IVF）的胚胎移植回盆腔或子宫，恢复排卵的功能和生育能力，这就是女性恶性肿瘤患者生育力保存的意义。目前恶性肿瘤患者生育力保存方法主要有胚胎冷冻、卵母细胞冷冻和卵巢组织冷冻。

一、胚胎冷冻

胚胎冷冻保存技术至今已有40多年的历史。随着玻璃化冷冻技术的长足发展和进步，在满足常规试管婴儿剩余胚胎保存的同时，胚胎冷冻技术也为女性肿瘤患者的生育力保存提供了极大的可能。美国生殖医学协会推荐配子胚胎冷冻作为肿瘤患者放化疗前的标准生育力保存方式之一。

1. 胚胎冷冻的适用人群　胚胎的玻璃化冷冻已成为已婚有配偶的女性恶性肿瘤患者生育力保存最常用且最成熟的策略，即将女性的卵母细胞和男性的精子体外受精形成胚胎冷冻保存。然而，该技术需要进行卵巢刺激获得一批成熟卵母细胞，因此需推迟肿瘤治疗约2周时间。

2. 胚胎冷冻的常用方法　玻璃化冷冻技术是目前临床常规采用的胚胎冷冻技术。大量研究表明，相比慢速程序化冷冻，玻璃化冷冻的胚胎存活率、临床妊娠率和活产率均更高。因此玻璃化冷冻已经成为肿瘤患者生育力保存胚胎冷冻的首选方法。

3. 胚胎冷冻保存的有效性和安全性　美国辅助生殖医学学会预后报告系统（SART-CORS）的统计数据显示，40 岁及以下的乳腺癌患者胚胎冷冻保存、再复苏移植后的妊娠率为 33.9% ～ 42.4%。一项纳入 131 例在辅助化疗前进行卵巢刺激并胚胎冷冻保存的研究发现，其中乳腺癌分期 3 期及以下的女性，有 33 例化疗后返回生殖中心并进行胚胎复苏移植，获得活产率为51.2%（17/33），每胚胎移植周期活产率与普通不孕不育妇女相似。江苏省人民医院生殖中心的数据显示，在常规体外受精和胚胎移植周期，如果希望获得 80% 活产，平均需要 6 枚胚胎；而对于卵巢窦卵泡计数（AFC）＞ 15 枚且小于 35 岁的女性，平均需要 4 ～ 6 枚胚胎；超过 35 岁而双侧 AFC ＜ 15 枚患者，平均需要 6 ～ 12 枚胚胎。因此可见，年龄是决定冷冻胚胎复苏移植成功的决定因素，肿瘤生育力保存女性推荐胚胎冷冻的年龄建议不超过40 岁。

二　卵母细胞冷冻

自 1986 年第一次报道慢速程序化冷冻卵母细胞复苏后，通过 IVF 技术获得双胎妊娠，卵母细胞冷冻保存发展至今已有 30 多年的历史。然而早期技术的瓶颈使卵母细胞冷冻的复苏率过低，在很长一段时间限制了该技术的发展和临床应用。直至 1999 年第 1 例玻璃化冷冻卵母细胞活产报道，卵母细胞玻璃化冷冻的复苏率得到有效改善；2004 年意大利颁布禁止胚胎冷冻法令，进一步推动了卵母细胞冷冻的发展，卵母细胞玻璃化冷冻逐渐被广泛推荐应用于临床。采用单精子胞浆内注射（ICSI）技术进行复苏后卵母细胞的体外受精，克服了低温保存对精子附着或穿透透明带的影响，显著提高冻卵解冻后的受精率和卵裂率，从而有效提高了冻卵复苏后的妊娠率。

1. 适用人群　美国生殖医学协会推荐卵母细胞冷冻作为肿瘤患者放化疗前的标准生育力保存方式之一，该技术已成为配偶无法提供精子、无配偶、未婚、年幼女性恶性肿瘤患者生育力保存最常用的策略。然而，该技术需要进行激素卵巢刺激，因此需推迟肿瘤治疗 2 周时间。

2. 卵母细胞冷冻的常用方法

（1）慢速冷冻法：慢速冷冻法也称程序冷冻法，是早期冷冻卵母细胞的方法，需要使用程序冷冻仪实现温度缓慢下降，随着细胞外温度的逐渐降低和细胞外冰晶的形成，细胞以一种平衡的方式逐步脱水，所以这种方法也被称为平衡冷冻法。该技术在足够慢的速度下进行冷冻，允许适当的细胞脱水，因此细胞内形成冰晶最小。

（2）玻璃化冷冻：玻璃化冷冻是指利用高浓度冷冻保护剂将卵母细胞迅速降温，使得胞内液体直接转化为一种非晶体的玻璃样状态，最后置于液氮中保存。玻璃化冷冻是使细胞内和细胞外环境凝固成玻璃化状态，没有或冰晶形成极少。玻璃化冷冻包括开放系统和封闭系统，开放系统的玻璃化冷冻存在潜在增加交叉感染的风险，然而目前鲜有发生感染性疾病的报道。

（3）两种方案的有效性比较：既往大量研究表明，玻璃化冷冻的卵母细胞存活率、临床妊娠率和活产率均更高。因此玻璃化冷冻已经逐步取代慢速冷冻成为肿瘤患者生育力保存卵母细胞冷冻的首选方法。

3. 卵母细胞冷冻保存的有效性和安全性

（1）有效性：既往文献表明，无论使用何种冷冻保存方法，冻融配子的妊娠率仍低于新鲜配子。然而也有研究认为，采用玻璃化冷冻复苏后的卵母细胞在受精率和临床妊娠率上与新鲜卵母细胞相似，并未降低胚胎发育、种植潜能、妊娠和活产的结局，是女性生育力保存安全而有效的方法。根据文献报道，目前玻璃化冷冻技术的卵母细胞复苏成功率可达90%～97%。如果假定受精率为71%～79%，胚胎移植成功率降至17%～41%，最终从复苏到妊娠的综合妊娠成功率仅为2%～12%。然而随着技术的不断发展，有研究提示每位患者冻融后的卵母细胞最终活产率可达39%，与新鲜卵子体外受精结果相当。

冻卵复苏率与患者年龄、冻卵的个数显著相关。一项基于统计模型的研究分析显示，年龄小于35岁患者冷冻24枚卵母细胞，理论上累计活产率可达94.4%；冷冻10枚卵母细胞时，活产率大约为42.8%。然而当患者年龄超过35岁时，冷冻5枚卵母细胞活产率仅5.9%，冷冻8枚卵母细胞活产率仅为17.3%。相比较年轻的患者，高龄女性即使获得相等数量的卵母细胞冷冻，累计活产率却显著降低；如果以获得至少一个活产来计算，需要冻存的成熟卵母细胞数，38岁女性大约需要30枚卵母细胞获得约80%活产率；而44岁及以上女性大约需要90枚卵母细胞才能获得50%活产率。因此肿瘤生育力保存女性推荐卵母冷冻最佳年龄＜ 37.5 岁且 AMH ＞ 1.995ng/mL。

（2）安全性：一项利用荧光原位杂交技术的研究发现，人卵母细胞冻融后所获得的胚胎与对照组胚胎相比，在染色体异常发生率方面无明显差异。Noyes 等对 900 名利用冻存卵母细胞（包括慢速冷冻和玻璃化冷冻）出生的活产儿的回顾分析发现，与美国同期正常新生儿相比，卵母细胞冷冻并未增加先天性异常风险。Chian 等研究也发现，玻璃化冷冻卵母细胞出生的 200 名婴儿的出生体质量、先天性异常疾病发生率与新鲜卵母细胞出生的婴儿相比无显著差异。2014 年一项玻璃化冷冻卵母细胞的回顾性队列研究也获得了同样的安全性数据，玻璃化冷冻卵母细胞出生的 804 名婴儿与新鲜卵母细胞出生的 996 名婴儿相比，孕期并发症、出生体质量、Apgar 评分、新生儿出生缺陷率、重症监护室住院率及病死率差异均无统计学意义。Van 等研究显示，随访玻璃化冷冻组与新鲜卵母细胞分娩的子代至 2 岁，在儿童发育中人体测量参数、慢性疾病发生、住院和手术干预方面均无统计学意义，为玻璃化冷冻卵母细胞的安全性提供了证据。Takeshige 等 6 年的随访数据显示，对婴儿和儿童智力和身体发育评估差异无统计学意义，因此认为玻璃化冷冻卵母细胞出生的婴儿身体和智力发育结果与自然受孕的婴儿相当，卵母细胞玻璃化冷冻未显示对婴儿和儿童的健康存在不利影响。因此，基于以上研究数据，尽管目前缺乏对出生婴儿的长期观察数据，但卵母细胞冷冻至少是一种安全的辅助生殖技术。

随着玻璃化冷冻技术的发展，卵母细胞冷冻保存现已成为一项具有广泛适应证的成熟技术，在生育力保存方面有广阔的发展前景。目前对冷冻卵母细胞出生婴儿的长期随访研究仍较少，应通过开展该方向的大样本临床研究，为卵母细胞冷冻的安全性提供高质量的循证医学证据。

三、卵巢组织冷冻

卵巢组织冻存（ovarian tissue cryopreservation，OTC）与卵巢组织移植（ovarian tissue transplantation，OTT）技术是指在患者卵巢毒性治疗之前，通过手术取出部分卵巢皮质组织进行冷冻保存，待患者肿瘤治愈后，再将冻存的卵巢皮质复苏移植回体内，重建患者的生育力和内分泌功能。

OTC 的概念最早在 20 世纪 50 年代动物研究中首次提出，至今人类卵巢组织冻存已有 20 余年的历史，2000 年发表了第一例通过自体冻融卵巢组织移植恢复人类内分泌功能的病例报告。随后，2004 年报道了首例霍奇金淋巴瘤Ⅳ期的女性患者，通过自体冻存卵巢组织移植后成功活产的案例。我国学者也紧跟其后，由首都医科大学附属北京妇产医院阮祥燕教授团队报道了国内首例再生障碍性贫血患者骨髓移植前进行卵巢组织冷冻成功分娩的案例。自体冻存卵巢组织移植从实验阶段发展到目前临床应用阶段，造福了许多年轻的癌症患者。

1. 适用人群 对于青春期前的儿童患者或急需进行放化疗缺乏足够时间进行诱导排卵的育龄期患者，卵巢组织冻存是首选的生育力保存方式。

通常认为 OTC 应在肿瘤患者化疗前进行。近期有研究表明，血液系统肿瘤患者化疗后与化疗前 OTC 相比，生育结局无显著差异，因此对于白血病患者应在完全缓解时进行卵巢组织取材，之前的化疗不影响皮质组织的卵泡密度，也不影响生殖性能。欧洲人类生殖和胚胎学会（European Society of Human Reproduction and Embryology，ESHRE）指南也提出，肿瘤化疗史不应再被认为是卵巢组织冷冻保存的限制因素。

2. 卵巢组织冻存技术 目前卵巢组织冷冻方法包括：慢速程序化冷冻与玻璃化冷冻。慢速程序化冷冻步骤采用低浓度冷冻保护剂，一定程度上可降低细胞毒性，但是过程烦琐，耗时较长，且冷冻过程细胞内容易造成细胞损伤；玻璃化冷冻步骤使细胞内外液体迅速变为非晶体的玻璃化态，可减少细胞内外冰晶形成造成的细胞损伤，但冷冻过程中高浓度的冷冻保护剂存在一定的细胞潜在毒性。2022 年一项系统综述与荟萃分析研究显示，玻璃化冷冻组织中完整基质细胞的比例显著高于慢速冷冻组织；在完整始基卵泡、DNA 碎片化比例和平均始基卵泡密度方面，两种冻存方法没有显著差异。尽管玻璃化冷冻已作为保存卵巢组织学完整性的首选方案，但卵巢组织玻璃化冷冻目前尚缺乏临床证据支持其安全性及有效性，尚需更多研究来支持该结论。

3. 卵巢组织冷冻与移植的有效性与安全性 自从首例冻存卵巢组织自体移植后，截至 2021 年全球已有 200 多例婴儿通过此技术诞生，其中大部分新生儿采用慢速冷冻技术出生，冻存卵巢组织移植后约 95% 患者卵巢内分泌功能可恢复至正常，妊娠率高达 50%，活产率约 40%。2021 年 Dolmens 等回顾总结欧洲五大中心 285 名妇女冷冻卵巢组织移植的结局，发现几乎所有接受自体卵巢组织移植的妇女都能重建内分泌功能，约 26% 的患者成功妊娠并分娩。2022 年一项荟萃分析研究表明，OTC 移植后临床妊娠率可达 37%（95%*CI*：32% ~ 43%），活产率为 28%（95%*CI*：24% ~ 34%），卵巢内分泌功能的持续时间为 1.2 ~ 7.7 年不等，中位数为 2.5 年。

子代安全性方面，研究显示自体冻存卵巢组织移植后出生的子代缺陷率与常规自然妊娠出生的子代相比，差异无统计学意义。然而值得注意的是，冻存卵巢组织的回输利用率仍较低，建议增加多学科合作、加强患者对卵巢组织移植的认知，有利于患者接受卵巢组织移植。

4. 卵巢组织冷冻联合未成熟卵子体外培养技术　为提高肿瘤患者生育力保存，目前也可采取卵巢组织冷冻联合未成熟卵母细胞体外培养成熟技术（in vitro maturation，IVM）。在冻存卵巢组织无法进行自体移植的情况下，可以通过抽吸生长卵泡进行卵母细胞体外培养成熟，或通过原始卵泡的完全体外生长和体外成熟来产生具备生育能力的成熟卵母细胞，从而安全地实现患者生育功能恢复。

卵巢组织冻存和移植已成为临床常规的生育力保护方法，随着技术不断发展进步，几乎所有患者在卵巢组织移植后可恢复卵巢内分泌功能，为未来冻存卵巢组织临床应用提供更广泛的途径。然而，卵巢组织冷冻尚存在技术难点，许多新兴的技术大多还处于实验室阶段，期待更多的基础和临床研究来促进卵巢组织冻存和移植不断提高成功率，并继续在生育力保存领域发挥作用。

（马　翔　刘嘉茵）

第二节　子宫内膜疾病患者生育力保存方法

一、子宫内膜增生

子宫内膜增生是指子宫内膜增生程度超出正常范畴，可分为子宫内膜增生不伴非典型性和子宫内膜非典型增生两类。子宫内膜增生可能继续发展为子宫内膜癌。高危因素包括：①生殖相关因素，如排卵功能障碍、多囊卵巢综合征、未育或不孕、初潮早或绝经晚、绝经过渡期等；②医源性因素，如长期应用无孕激素拮抗的雌激素或他莫昔芬；③代谢相关疾病，如肥胖、糖尿病、高血压等；④分泌性激素的肿瘤，如卵巢性索间质肿瘤等；⑤遗传因素，如 Lynch 综合征，以及其他遗传性子宫内膜癌。子宫内膜增生及子宫内膜癌患者涉及的生育力保护方法如下。

1. 子宫内膜增生不伴非典型性

（1）左炔诺孕酮宫内缓释系统：与口服孕激素相比，左炔诺孕酮宫内缓释系统（LNG-IUS）对子宫内膜增生不伴非典型性的缓解率更高、复发率更低、不良事件更少，是孕激素治疗的一线方案。

（2）口服孕激素：口服孕激素包括连续治疗和后半周期治疗两种方案，治疗后子宫内膜增生的完全缓解率相似，为 70% ～ 80%。连续治疗为每天服用孕激素药物；后半周期治疗从月经周期第 11 ～ 16 天开始，每个周期用孕激素时间为 12 ～ 14 天。连续治疗和后半周期治疗的每天药物剂量及治疗周期数相同，分别为：醋酸甲羟孕酮 10 ～ 20mg/d，醋酸甲地孕酮 40mg/d，地屈孕酮 20mg/d，炔诺酮 15mg/d。

（3）其他药物：其他可供选择的药物包括复方口服避孕药、芳香酶抑制剂、促性腺激素释放激素激动剂（GnRH-a）等。但目前缺少高质量证据证实上述药物的有效性，应向患者说明这些药物均为试验性或超适应证用法。

（4）药物治疗时间和随访：口服孕激素应至少使用 3 ～ 6 个月，LNG-IUS 则可长期使用、定期更换。建议治疗期间每 6 个月行超声检查和子宫内膜病理检查，以评估疗效。连续 2 次、间隔 6 个月的组织学病理检查均无异常发现时，可考虑终止子宫内膜病理评估。如药物治疗 6 个月仍未获得完全缓解，患者可在充分知情的基础上决定是否继续当前治疗。如药物治疗 12 个月仍未获得完全缓解，应考虑改用其他治疗方案。

2. 子宫内膜非典型增生

（1）手术治疗：子宫全切除＋双侧输卵管切除术是子宫内膜非典型增生且无生育要求患者的首选方案。对保留生育功能、接受保守治疗的患者，在出现下述情况时仍然建议行子宫全切除术：子宫内膜非典型增生规范治疗 12 个月后病灶持续存在或进展；完成孕激素规范治疗后复发，且没有生育意愿；异常子宫出血症状持续存在；不能进行随访或不能坚持药物治疗。

（2）药物治疗：药物治疗适用于有强烈生育要求、年龄小于 45 岁以及不能耐受手术的患者。药物治疗前应使患者充分知情，告知子宫内膜非典型增生合并子宫内膜癌的比例高达 19% ～ 45%，如果治疗失败，可能进展为子宫内膜癌等风险。

对于希望保留生育功能的女性，应充分告知治疗方案可能的获益及风险。保留生育功能治疗的目标包括：病变完全缓解、子宫内膜恢复正常功能、预防恶性肿瘤、尽快实现妊娠等。在进行保守治疗之前，应进行充分知情同意，包括生育力在内的全面评估，除外子宫内膜癌等合并存在的恶性肿瘤；治疗后应结合组织学病理检查、影像学检查和肿瘤标志物检测结果，制定个体化管理和随访方案。

药物治疗方案：LNG-IUS、口服醋酸甲地孕酮（160mg，1 次 /d 或 2 次 /d）、口服醋酸甲羟孕酮（500mg，1 次 /d）。与口服孕激素相比，LNG-IUS 治疗后的完全缓解率更高、复发率更低。药物治疗过程中需要定期随访，进行身体检查，观察监测影像学和生化指标的变化。GnRH-a 可用于子宫内膜非典型增生，单独应用，或联合 LNG-IUS 或芳香酶抑制剂使用。一般 GnRH-a 连续使用不超过 6 个月。应注意，目前缺少高质量证据支持 GnRH-a 的有效性。

治疗时间和疗效评估：子宫内膜非典型增生获得完全缓解的中位时间为 6 ～ 7 个月，治疗 12 个月时大多数患者可获得完全缓解。治疗期间每 3 个月进行 1 次子宫内膜病理评估，根据子宫内膜对药物的反应情况调整治疗剂量或治疗方案，直到连续 2 次子宫内膜活检病理未见病变；对保留子宫、没有症状、子宫内膜活检已经连续 2 次未见病变的患者，建议每 6 ～ 12 个月进行 1 次子宫内膜病理评估，直至危险因素消除或行子宫全切除术。对于有生育要求的患者，子宫内膜非典型增生获得完全缓解后建议积极妊娠，推荐辅助生殖技术助孕。

（3）辅助治疗：药物治疗期间推荐生活方式干预、积极去除导致子宫内膜病变的危险因素，如指导减重、戒烟酒、饮食方式调整等，肥胖可能会降低药物治疗的缓解率。

二、子宫内膜癌

子宫内膜癌治疗以手术为主，放疗和化疗是常用的辅助治疗方式。制定治疗方案应结合患者的年龄、病理学类型和分子分型、临床（影像）分期、高危因素和体能状态等综合考虑决策。保留生育功能的患者需满足以下条件：①诊断性刮宫病理学检查分化好（G1）的内膜样癌，建议经三级医院病理学专家评估确认；②增强 MRI（首选）或者阴道超声发现病变局限于子宫内膜，影像学检查无其他可疑转移病灶；③没有内分泌药物治疗或妊娠的禁忌；④患者有强烈的保留生育愿望，对子宫内膜癌保留生育功能治疗所存在的风险充分知情同意。

保留生育功能治疗前需要由生殖医学专家进行生育力相关评估，且确认未怀孕。子宫内膜癌组织需行 MMR 蛋白或 MSI 检测。以下情况应进行遗传咨询和进一步胚系基因检测：①存在 MMR 异常或 MSI（排除 MLH-1 启动子甲基化）；② MMR 表达正常或 MSS；③未行 MMR 筛查，但有子宫内膜癌和 / 或结直肠癌家族史。

采用以孕激素为基础的连续治疗：口服醋酸甲地孕酮、醋酸甲羟孕酮，或使用左炔诺孕酮子宫内装置。同时进行体重管理和生活方式指导。治疗期间，每 3 ～ 6 个月进行子宫内膜病理学检查评估，可采用诊断性刮宫或宫腔镜下子宫内膜活检，推荐宫腔镜检查评估子宫内膜。治疗 6 ～ 12 个月后，子宫内膜病理学检查评估证实完全缓解者，鼓励妊娠。建议患者完成生育后，进行全子宫 + 双侧输卵管切除 ± 卵巢切除 ± 分期手术。根据术后的危险因素决定后续治疗。

如果激素治疗期间病情进展，或治疗 6 ～ 12 个月子宫内膜癌持续存在，建议行全子宫 + 双侧输卵管切除 ± 卵巢切除 ± 淋巴结切除手术。根据患者年龄及基因检测结果，评估决定是否保留卵巢和是否需要后续治疗。

（钱　易　刘嘉茵）

参考文献

[1] CHEN C. Pregnancy after human oocyte cryopreservation[J]. Lancet, 1986, 1(8486): 884-886.

[2] KULESHOVA L, GIANAROLI L, MAGLI C, et al. Birth following vitrification of a small number of human oocytes: case report[J]. Hum Reprod, 1999, 14(12): 3077-3079.

[3] BENAGIANO G, GIANAROLI L. The new Italian IVF legislation[J]. Reprod Biomed Online, 2004, 9(2): 117-125.

[4] Practice Committees of the American Society for Reproductive Medicine and the Society for Assisted Reproductive Technology. Mature oocyte cryopreservation: a guideline[J].

Fertil Steril, 2013, 99(1): 37-43.

[5] KAZEM R, THOMPSON L A, SRIKANTHARAJAH A, et al. Cryopreservation of human oocytes and fertilization by two techniques: in-vitro fertilization and intracytoplasmic sperm injection[J]. Hum Reprod, 1995, 10(10): 2650-2654.

[6] NEKKEBROECK J, STOOP D, DEVROEY P. A preliminary profile of women opting for oocyte cryopreservation for non-medical reasons[J]. Human Reproduction, 2010, 25 (1): 14-17.

[7] CHRONOPOULOU E, RAPERPORT C, SFAKIANAKIS A, et al. Elective oocyte cryopreservation for age-related fertility decline[J]. J Assist Reprod Genet, 2021, 38(5): 1177-1186.

[8] WALKER Z, LANES A, GINSBURG E. Oocyte cryopreservation review: outcomes of medical oocyte cryopreservation and planned oocyte cryopreservation[J]. Reprod Biol Endocrinol, 2022, 20(1): 10.

[9] CHIAN R C, HUANG J Y, TAN S L, et al. Obstetric and perinatal outcome in 200 infants conceived from vitrified oocytes[J]. Reprod Biomed Online, 2008, 16(5): 608-610.

[10] VAN RECKEM M, BLOCKEEL C, BONDUELLE M, et al. Health of 2-year-old children born after vitrified oocyte donation in comparison with peers born after fresh oocyte donation[J]. Hum Reprod Open, 2021(1): hoab002.

[11] BEHL S, JOSHI V B, LARSON N B, et al. Vitrification versus slow freezing of human ovarian tissue: a systematic review and meta-analysis of histological outcomes[J]. J Assist Reprod Genet, 2023, 40(3): 455-464.

[12] DOLMANS M M, DONNEZ J, CACCIOTTOLA L. Fertility Preservation: The Challenge of Freezing and Transplanting Ovarian Tissue[J]. Trends Mol Med, 2021, 27(8): 777-791.

[13] DOLMANS M M, VON WOLFF M, POIROT C, et al. Transplantation of cryopreserved ovarian tissue in a series of 285 women: a review of five leading European centers[J]. Fertil Steril, 2021, 115(5): 1102-1115.

[14] KHATTAK H, MALHAS R, CRACIUNAS L, et al. Fresh and cryopreserved ovarian tissue transplantation for preserving reproductive and endocrine function: a systematic review and individual patient data meta-analysis[J]. Hum Reprod Update, 2022, 28(3): 400-416.

[15] RODRIGUEZ-WALLBERG K A, TANBO T, TINKANEN H, et al. Ovarian tissue cryopreservation and transplantation among alternatives for fertility preservation in

the Nordic countries-compilation of 20 years of multicenter experience[J]. Acta Obstet Gynecol Scand, 2016, 95(9): 1015-1026.

[16] DONNEZ J, DOLMANS M M. Fertility Preservation in Women[J]. N Engl J Med, 2017, 377(17): 1657-1665.

[17] GALLOS I D, KRISHAN P, SHEHMAR M, et al. Relapse of endometrial hyperplasia after conservative treatment: a cohort study with long-term follow-up[J]. Hum Reprod, 2013, 28(5): 1231-1236.

[18] MITTERMEIER T, FARRANT C, WISE M R. Levonorgestrel-releasing intrauterine system for endometrial hyperplasia[J]. Cochrane Database Syst Rev, 2020, 9(9): CD012658.

[19] EMARH M. Cyclic versus continuous medroxyprogesterone acetate for treatment of endometrial hyperplasia without atypia: a 2-year observational study[J]. Arch Gynecol Obstet, 2015, 292(6): 1339-1343.

[20] ABU H H, GHAYATY E, RAKHAWY M. Levonorgestrel-releasing intrauterine system vs oral progestins for non-atypical endometrial hyperplasia: a systematic review and metaanalysis of randomized trials[J]. Am J Obstet Gynecol, 2015, 213(4): 469-478.

[21] MORADAN S, NIKKHAH N, MIRMOHAMMADKHANAI M. Comparing the Administration of Letrozole and Megestrol Acetate in the Treatment of Women with Simple Endometrial Hyperplasia without Atypia: A Randomized Clinical Trial[J]. Adv Ther, 2017, 34(5): 1211-1220.

[22] GRIMBIZIS G, TSALIKIS T, TZIOUFA V, et al. Regression of endometrial hyperplasia after treatment with the gonadotrophin-releasing hormone analogue triptorelin: a prospective study[J]. Hum Reprod, 1999, 14(2): 479-484.

[23] PARKASH V, FADARE O, TORNOS C, et al. Committee Opinion No. 631: Endometrial Intraepithelial Neoplasia[J]. Obstet Gynecol, 2015, 126(4): 897.

[24] GALLOS I D, SHEHMAR M, THANGARATINAM S, et al. Oral progestogens vs levonorgestrel-releasing intrauterine system for endometrial hyperplasia: a systematic review and metaanalysis[J]. Am J Obstet Gynecol, 2010, 203(6): e1-e10.

[25] TRIMBLE C L, KAUDERER J, ZAINO R, et al. Concurrent endometrial carcinoma in women with a biopsy diagnosis of atypical endometrial hyperplasia: a Gynecologic Oncology Group study[J]. Cancer, 2006, 106(4): 812-819.

[26] HARRISON R F, HE W, FU S, et al. National patterns of care and fertility outcomes for

reproductive-aged women with endometrial cancer or atypical hyperplasia[J]. Am J Obstet Gynecol, 2019, 221(5): 474 e1-e11.

[27] WESTIN S N, FELLMAN B, SUN C C, et al. Prospective phase II trial of levonorgestrel intrauterine device: nonsurgical approach for complex atypical hyperplasia and early-stage endometrial cancer[J]. Am J Obstet Gynecol, 2021, 224(2): 191. e1-191. e15.

[28] MANDELBAUM R S, CICCONE M A, NUSBAUM D J, et al. Progestin therapy for obese women with complex atypical hyperplasia: levonorgestrel-releasing intrauterine device vs systemic therapy[J]. Am J Obstet Gynecol, 2020, 223(1): 103. e1-103. e13.

[29] GALLOS I D, YAP J, RAJKHOWA M, et al. Regression, relapse, and live birth rates with fertility-sparing therapy for endometrial cancer and atypical complex endometrial hyperplasia: a systematic review and metaanalysis[J]. Am J Obstet Gynecol, 2012, 207(4): 266. e1-266. e12.

[30] SIMPSON A N, FEIGENBERG T, CLARKE B A, et al. Fertility sparing treatment of complex atypical hyperplasia and low grade endometrial cancer using oral progestin[J]. Gynecol Oncol, 2014, 133(2): 229-233.

[31] GUNDERSON C C, FADER A N, CARSON K A, et al. Oncologic and reproductive outcomes with progestin therapy in women with endometrial hyperplasia and grade 1 adenocarcinoma: a systematic review[J]. Gynecol Oncol, 2012, 125(2): 477-482.

[32] ORBO A, ARNES M, VEREIDE A B, et al. Relapse risk of endometrial hyperplasia after treatment with the levonorgestrel-impregnated intrauterine system or oral progestogens[J]. BJOG, 2016, 123(9): 1512-1519.

[33] PARK J Y, KIM D Y, KIM J H, et al. Long-term oncologic outcomes after fertility-sparing management using oral progestin for young women with endometrial cancer (KGOG 2002)[J]. Eur J Cancer, 2013, 49(4): 868-874.

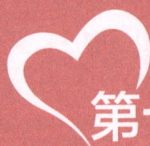

第十章

预防为主，促进女性生育力保护

　　女性生育力保护是指对可能引起女性生育力下降的各种因素采取早防早治及一些特殊的保护或保存措施，帮助这些存在不孕或不育风险的人保护其生殖内分泌功能或保存生殖潜能，以达到繁衍后代的目的。我国历来高度重视维护妇女健康，但在女性生育力保护方面尚有不足。当今社会，人们的生育问题日益增多，生育力整体呈下降趋势，主要与生育年龄、营养、环境、感染、社会心理、行为习惯、疾病等因素有关（图 10-1）。由此可见，预防生育力下降是生育力保护的首要措施，而纠正不良的生活方式，避免不良的生育行为是预防的关键。本章将重点围绕营养、个人行为、社会心理方面如何进行女性生育力保护进行简要阐述。

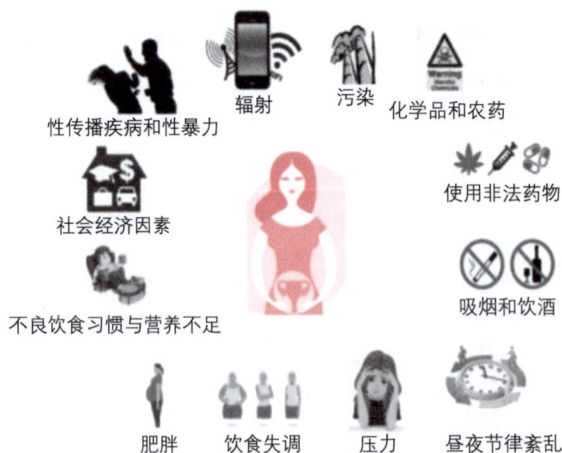

性传播疾病和性暴力　　辐射　　污染　　化学品和农药

社会经济因素　　使用非法药物

不良饮食习惯与营养不足　　吸烟和饮酒

肥胖　　饮食失调　　压力　　昼夜节律紊乱

图 10-1　环境、行为与生活方式对生育力影响

第一节　营养与女性生育力

一　营养相关概念及合理营养的意义

营养是指人体摄取、消化、吸收和利用食物中的营养物质以满足机体生理需要的生物学过程。营养物质也称为营养素，是指食物中可为人体提供能量、机体构成成分和组织修复以及生理调节功能的化学成分，一般分为两大类，即宏量营养素和微量营养素。前者包括碳水化合物、蛋白质、脂肪；后者包括各种必需维生素和矿物质，大部分无法自身合成，只能通过外界摄取。

营养与健康的关系非常密切。合理营养可以维持人体正常的生理功能，促进健康和生长发育，提高机体的劳动能力、抵抗力和免疫力，有利于某些疾病的预防和治疗。当饮食不均衡、营养摄入不合理时，就会导致营养不良。这里所说的营养不良是一个广义的概念，既包括由于营养摄入不足、吸收不良或过度损耗造成的营养不足，也包括由于暴饮暴食或过度摄入特定的营养素造成的营养过剩，二者都是影响人体健康的重要因素。

二　各类营养素在女性生殖中的作用

1. 三大宏量营养素对女性生育力的影响　卵子质量与女性生育力密切相关。人体内碳水化合物、蛋白质、脂肪这三大营养物质的正常代谢，是卵子生长发育最基础的保障。碳水化合物是卵子生长发育所需要的燃料，只有燃料充足，卵子才能在指令下顺利长大；蛋白质是卵子的主要构成部分，比如遗传物质中细胞核主要由 DNA 及蛋白质组成；卵子及卵子内细胞器的膜大多由磷脂构成，而磷脂则由脂类、胆固醇转化而来。如果代谢发生异常，引起糖尿病、肥胖、与高热量饮食相关的高脂血症以及代谢综合征，都有可能直接损害卵母细胞健康和分化，或导致排卵障碍。

2. 微量营养素对女性生育力的影响　微量营养素包括各类维生素和矿物质，是人体必需的营养素，在维持女性生殖功能的各方面都发挥着重要的调控作用，详见表 10-1。

表 10-1　各种微量营养素在妊娠不同阶段的功能作用

微量营养素	卵泡与卵母细胞	受精到种植	胚胎发育
叶酸	影响卵泡质量、成熟；保护卵泡微环境免受氧化应激损伤，增加优质卵母细胞的数量；调控卵泡闭锁的凋亡活动从而影响排卵	参与 DNA 合成，满足受精卵分裂发育需要；维持氧化应激平衡，为种植提供适宜环境	（1）叶酸缺乏可导致高同型半胱氨酸血症，改变一氧化氮代谢，增加氧化应激和凋亡；产生炎症细胞因子，扰乱甲基化反应，减少细胞分裂，影响胚胎质量、胚胎发育（2）多种营养素共同维持基本生理功能，协同叶酸影响胚胎质量与发育
B 族维生素	参与 DNA 合成，影响卵母细胞质量	参与基本生理功能，发挥多种营养素协同作用	
维生素 A	调控卵母细胞减数分裂，影响卵母细胞发育、质量	增加囊胚形成率；如果缺乏发生在受精前，可导致种植失败	
维生素 C	影响卵巢储备功能，改善卵母细胞质量	影响囊胚存活率	
维生素 D	参与性激素合成	影响子宫内膜容受性	
维生素 E	改善卵母细胞质量	降低囊胚的凋亡率	
锌	调控卵泡闭锁的凋亡活动，影响排卵和卵母细胞质量	参与 DNA 合成，影响受精	
硒	参与基本生理功能	影响子宫内膜容受性	
铁	颗粒细胞利用铁合成转铁蛋白，参与卵母细胞发育	参与基本生理功能，发挥多种营养素协同作用	
钙	影响卵母细胞减数分裂	影响卵母细胞对精子的反应力；影响着床；影响子宫内膜容受性	

资料来源：《生殖健康与补充多种微量营养素的中国专家共识》。

三　与女性生育力有关的营养干预关键时期

1. 青春期　月经是女性生育力的象征，只有月经规律，按时排卵，才有妊娠可能。女孩初潮年龄一般波动在 11～18 岁之间，多数在 12～14 岁之间。月经初潮时间、月经规律性以及经前期综合征、痛经等月经问题都与女孩青春期的营养状态密切相关。研究表明，17% 的体脂率是初潮发生的临界体脂含量，22% 的体脂率是维持月经规律性的最低要求。含糖饮料、蛋白质、多不饱和脂肪酸和铁剂的摄入与女孩初潮年龄提前相关，单不饱和脂肪酸和膳食纤维的摄入则与女孩初潮年龄推迟相关。

2. 围孕期　女性营养状态会对生殖健康、胚胎发育及子代健康产生多方面影响。正常备孕女性日常补充含叶酸的多种微量营养素可在一定程度上降低排卵障碍性不孕风险，缩短受孕时间。不孕症女性通常会缺乏多种微量营养素，在体外受精 - 胚胎移植前开始补充多种微量营养素可在一定程度上改善卵母细胞和胚胎质量，提高临床妊娠率和活产率，降低流产、出生缺陷发生风险。肥胖母亲所生儿童患肥胖症和代谢性疾病的风险增加，且易患精神和认知障碍，而且子代胚胎期及幼年期的营养状态还可能影响未来的卵巢储备丢失速度，影响成年后的生育力。

（四）女性营养干预建议

青少年及育龄女性围孕期的营养状况关乎其终身健康和子代健康，因营养状况是可以改变的，所以要予以全面关注，从女性青春期开始干预，直至育龄期。

1. 保持多元化健康饮食　建立健康的饮食习惯，减少脂肪、糖、盐的摄入。增加食物的多样性，促进营养素摄入或机体对营养素的吸收和利用等。

2. 补充微量营养素　目前可以直接补充的微量营养素包括铁、叶酸、碘、钙及复合维生素制剂等，还可以通过食用微量营养素强化食品进行补充。现有研究证据提示，复合维生素较单纯铁元素和叶酸补充更有利于改善妊娠结局。我国从 2009 年开始实施"增补叶酸预防神经管缺陷"项目，为准备怀孕的农村妇女免费增补叶酸，对降低神经管缺陷发生效果明显；2023 年又被纳入国家基本公共服务标准，为女性免费享有该项服务提供了更加有力的制度保障。

3. 治疗原发疾病　女性患有某些疾病时，如胃肠道感染、肺结核、疟疾或艾滋病，也会影响营养素的吸收和代谢，应尽早接受营养咨询，并积极治疗原发疾病。

4. 平衡膳食的八大准则　①食物多样，合理搭配；②吃动平衡，健康体重；③多吃蔬果、奶类、全谷、大豆；④适量吃鱼、禽、蛋、瘦肉；⑤少盐少油，控糖限酒；⑥规律进餐，足量饮水；⑦会烹会选，会看标签；⑧公筷分餐，杜绝浪费。

5. 围孕期额外建议　①调整孕前体重至正常范围，保证孕期体重适宜增长；②常吃含铁丰富的食物，选用碘盐，合理补充叶酸和维生素 D；

③孕吐严重者，可少量多餐，保证摄入含必需量碳水化合物的食物；④孕中晚期适量增加奶、鱼、禽、蛋、瘦肉的摄入；⑤经常参加户外活动，禁烟酒，保持健康生活方式；⑥愉快孕育新生命，积极准备母乳喂养。详见表 10-2。

表10-2　中国营养学会对女性备孕期及孕期的营养建议

食物种类	建议量（g/d）		
	备孕期 / 孕早期	孕中期	孕晚期
谷类[a]	200～250	200～250	225～275
薯类	50	75	75
蔬菜类[b]	300～500	400～500	400～500
水果类	200～300	200～300	200～350
鱼、禽、蛋、肉（含动物内脏）	130～180	150～200	175～225
奶	300	300～500	300～500
大豆	15	20	20
坚果	10	10	10
烹调油	25	25	25
加碘食盐	5	5	5
水	1 500～1 700mL	1 700mL	1 700mL

注：[a] 全谷和杂豆不少于1/3；[b] 新鲜绿叶蔬菜或红黄色蔬菜占 2/3 以上。

（孙志明　杨月华）

第二节　个人行为、生活方式与女性生育力

近年来，个人行为和生活方式对生育力的影响受到了人们的高度关注。国内外研究表明，不良的个人行为和生活方式，如饮酒、吸烟等，可长期影响育龄女性的生理功能，从而影响女性的健康和生育力。个人行为和生活方

式的改变可以促进女性生育力保护。

一、吸烟对女性生育力的影响及建议

吸烟是一个世界性的健康问题，全世界有 1.75 亿 15 岁及以上的女性吸烟。任何主动和被动吸烟都与生育力下降和健康活产机会减少有关，而且吸烟会降低体外受精和卵胞浆内单精子注射等生育治疗的成功率。

世界卫生组织（WHO）报告建议：所有类型烟草的使用都是有害的，而且没有安全暴露水平。因此建议有妊娠计划的吸烟女性立即戒烟，还应避免被动吸烟。

二、饮酒对女性生育力的影响和建议

饮酒被认为是不健康的个人行为。一项 meta 分析结果表明，女性饮酒与妊娠概率降低有关。此外，孕期饮酒可导致胎儿酒精综合征，包括智力以及精神障碍、认知功能障碍、记忆力减弱、注意力不集中等问题。

2018 年柳叶刀杂志发布了一项史上最大规模的饮酒与健康关系的研究，评估了 1990—2016 年 195 个国家和地区饮酒模式和健康的关系。结果显示，最安全的酒精摄入量是 0，随着饮酒量的增加，健康风险也随之升高，建议在全球范围内对酒精控制政策进行修订。2021 年 6 月 16 日 WHO 发布全球酒精行动计划，建议育龄女性应当禁止饮酒。因此，对于计划妊娠或妊娠期女性，建议不饮酒。

三、肥胖对女性生育力的影响和建议

女性肥胖与排卵功能障碍、卵巢对促排卵药物的反应性降低、卵母细胞和子宫内膜功能改变、体外受精后出生率降低、母婴并发症风险增加有关。2023 年嘉兴市妇幼保健院一项回顾性队列研究发现，体外受精的肥胖妇女体重减轻 ≥ 5% 可以减少促性腺激素的使用剂量；体重减轻 ≥ 10% 则可显著降低促性腺激素的总剂量，并且提高临床妊娠率，增加活产率。2017 年国外一项 meta 分析结果提示，对肥胖女性进行减少热量摄入、运动干预，妊娠率是对照组的 1.59 倍（$RR = 1.59$，$95\%CI$: $1.01 \sim 2.50$）。

2020 年我国发布《中国超重 / 肥胖不孕不育患者体质量管理路径与流程专家共识》，对不孕不育患者提出以下建议：超重和轻度肥胖者孕前体重控制目标为 BMI ＜ 25kg/m²；中度和极重度肥胖者（BMI ≥ 35kg/m²）减重 ≥ 20%，助孕前体重控制目标 BMI ＜ 30kg/m²；以上所有患者至少减重 5% ～ 10%，并在 6 个月内完成减重目标。干预方式以饮食控制、运动、认知 - 行为改变为主，必要时可通过药物、手术达到减重效果。

四、咖啡因对女性生育力的影响和建议

咖啡因是全球使用最广泛的药理活性物质，是一种兴奋剂，常用来提神，主要来源是咖啡，也可来源于茶、软饮料、巧克力和一些药物。

咖啡因摄入可导致女性性激素水平的改变，影响卵巢排卵和黄体功能，还会降低输卵管的活动性，影响受精卵进入子宫，从而增加不孕或自然流产的概率。

欧洲食品安全局（EFSA）、国际妇产科联盟（FIGO）、美国妇产科医师学会（ACOG）均建议有妊娠计划的女性和孕妇咖啡因摄入量控制在 200mg/d 以下。加拿大卫生部建议：有妊娠计划的女性、孕妇和哺乳期女性应将咖啡因摄入量控制在 300mg/d 以下。WHO 建议孕期女性咖啡因摄入量控制在 300mg/d 以下。

我国目前尚无围孕期女性咖啡因摄入量限制的指南共识，但应尽可能控制咖啡因的摄入量。

五、运动对女性生育力的影响和建议

运动对一个人的身心健康有积极影响，对育龄女性的生育力促进也有很大帮助。有证据表明，适度的运动与女性生育力存在正相关（BMI ≥ 25kg/m² 女性，每周运动 5 小时者相较于每周运动 1 小时者生育力明显增加）。一项 meta 分析结果显示，对于正在接受体外受精 / 卵胞浆内单精子注射（IVF/ICSI）治疗的不孕女性，适度的运动与妊娠率和活产率的增加有关。

来自权威产科机构和大量系统评价资料表明，孕期适量运动不仅安全，可以降低孕期过度增重、妊娠期糖尿病的发生率，还可改善多种妊娠结局，预防新生儿低血糖、低出生体重和先天畸形的发生风险。

美国、加拿大、澳大利亚和英国等国家均发布孕期运动指南。美国妇产科医师学会（ACOG）2020 年发布的《孕期和产后运动指南》建议：孕妇和产后女性每天进行至少 30 分钟的中等强度锻炼。《世界卫生组织关于身体活动和久坐行为的指南》建议：孕妇和产后女性每周进行 150 分钟中等强度的有氧活动，如散步、骑自行车等。我国围孕期女性可以在确保安全的前提下，参考以上指南进行运动。

（孙志明　张　敏）

第三节　心理健康与女性生育力

心理健康是健康的重要组成部分。WHO 指出："没有心理健康就没有健康。"习近平总书记在党的二十大报告中，围绕"推进健康中国建设，把保障人民健康放在优先发展的战略位置"作出重要部署，并提出要"重视心理健康和精神卫生"。《"健康中国 2030"规划纲要》《中华人民共和国国民经济和社会发展第十四个五年规划和 2035 年远景目标纲要》均将促进心理健康作为重要工作目标和战略任务。根据《中华人民共和国精神卫生法》《关于加强心理健康服务的指导意见》和《全国社会心理服务体系建设试点工作方案》等法律政策要求，心理健康工作一定要坚持预防为主、突出重点、问题导向和注重实效的原则。因此，心理健康服务体系建设是建设更高水平的平安中国、推进国家治理体系和治理能力现代化、加快实施健康中国战略、促进公民身心健康、维护社会和谐稳定的重要内容。

一、心理健康与心理健康管理

1. 心理健康的概念　WHO 对健康的定义是：健康不仅是没有疾病，而且包括躯体健康、心理健康、社会适应良好和道德健康。2001 年，WHO又将心理健康定义为一种健康或幸福的状态，在这种状态下，个体得以实现自我，能够应对正常的生活压力，工作富有成效，以及有能力对所在社会作出贡献。

2. 心理健康的标准　世界心理卫生联合会提出心理健康的四个指标：①身体、智力、情绪十分协调；②适应环境，在人际交往中能彼此谦让；③有幸福感；④在学习和工作中，能充分发挥自己的能力，过着有效率的生活。

3. 心理健康的现状及影响因素　现代社会中，人们生活节奏普遍加快，竞争压力日益加剧，个体心理行为问题及其引发的社会问题日益凸显。据WHO统计，我国70%左右的人处于"亚健康"状态；20岁以上心理疾病患病人数每年以11.3%的速度增加；全国约有1.9亿人在一生中需要接受专业的心理干预或心理治疗。

心理学界普遍认为，心理健康除个体自身因素外，还受到国家、社会制度、民族、宗教信仰、风俗、道德观念、传统习惯等诸多因素的影响。

4. 心理健康管理的概念　在国民心理健康预防和管理需求如此迫切的情况下，加强心理健康服务迫在眉睫，心理健康管理就是组织和落实心理健康服务的具体形式之一。

心理健康管理是运用健康管理学的理念，通过多维度多层级对个体或群体的心理健康状态及安全风险因素进行测试、分析与评估，在客观、系统、全面了解个体或群体心理状态的基础上提供心理健康训练、调适、促进、咨询、积极心理开发以及对心理健康风险因素进行干预，使个体能够达到和保持心理活动相对较高水平、保持良好社会适应和社会功能状态的全面过程。

二、女性围产期心理特点

近年来，孕产妇心理问题逐渐成为突出的公共卫生问题。女性在备孕、妊娠、分娩和产后的全过程中，不仅要适应自己的生理变化，还需要做好心理健康管理。

1. 备孕期　许多人在妊娠前后会有剧烈的情绪波动，持久、严重的不良情绪会对妊娠造成不好的影响，如影响精子或卵子的质量，进而影响受孕；影响孕妇体内的激素分泌，影响胎儿的生长发育，甚至发生流产。

2. 妊娠期与分娩期　妊娠期间有些妇女身心压力较大。这一阶段，雌激素、孕激素、催乳素、催产素、甲状腺激素等激素水平会发生显著变化。妊娠早期可能受恶心、呕吐、乏力等早孕反应等生理因素影响，容易产生抑郁、焦虑情绪。分娩期产妇易发生"恐惧 - 紧张 - 疼痛"综合征，从而促使围产期抑郁症的发生。

3. 产褥期 产褥期是母婴脆弱敏感的关键时期，此时，女性的心理会发生巨大的变化。产褥期抑郁症就是产褥期精神障碍的一种常见类型，全球发生率约为 17.7%。产妇分娩后，性激素发生剧烈变化，大脑的神经活动明显受到影响，同时社会和心理因素会带来身体、情绪、心理等一系列变化，主要表现为抑郁、焦虑、易激怒、失眠等。

由此可见，围产期女性的常见精神问题包括围产期抑郁症、焦虑症、强迫症、创伤后应激障碍、产后精神病等，对妊娠结局与再生育有较大影响。

三 孕产妇心理健康管理的指南与实践

1. 临床指南和专家共识 在孕产妇心理健康管理方面，全球范围相继发布了一系列临床指南和专家共识，如 WHO《围产期精神健康妇幼保健服务指南》、美国《围产期抑郁筛查》和《围产期抑郁的干预与预防》。

我国近几年也陆续发布了相关共识并提出具体要求。《孕产妇心理健康管理专家共识》提出，孕产妇心理健康管理的时间范围主要包括从备孕到产后一年。《围产期抑郁症筛查与诊治专家共识》指出，围产期抑郁症可能对孕产妇及胎儿或新生儿造成不良影响，建议对孕产妇进行至少 1 次筛查，妊娠早期是合理筛查时机。《围产期精神障碍筛查与诊治专家共识》建议，对于重点人群，在孕早期和孕晚期各筛查一次。

2. 评估与筛查 对围产期精神障碍的评估目前主要依靠详细的病史采集、精神检查和量表评估，爱丁堡产后抑郁量表（EPDS）是最常用的围产期抑郁症筛查工具。同时需辅以影像学和生化检查等手段排除器质性疾病。

3. 治疗原则及方法 对于围产期精神障碍，目前主张以综合、全程、分级、多学科协作诊疗，保障孕产妇安全及胎儿安全为治疗原则。治疗方法包括非药物治疗（社会干预、社会支持、心理治疗、物理治疗）和药物治疗。

4. 建议 国内外循证医学证据指出，各种方式的孕产妇心理健康促进工作，可帮助孕产妇达到身体和心理的最优状态，提高生活质量，增强适应环境的能力。这些方法包括开展心理健康教育、改善生活方式、加强社会支持、提供心理保健技术等。

（孙志明 陈 颖）

第四节　健康教育与健康促进

针对影响女性生育力的各种因素，生育力保护预防重于治疗，应将工作关口前移，加强健康教育与健康促进，做好生育力保护的一级预防。构建健康教育与健康促进社会网络，充分发挥社会团体、大众媒体的作用，引导和动员广大群众参与健康教育活动，形成政府领导、部门协调和全社会共同参与的健康教育与健康促进工作机制。既要加强人口国情与国家安全的正面宣传和主动宣传，在全社会广泛凝聚共识，强化家国情怀，倡导鼓励民众积极按政策生育；也要网格化开展健康教育，普及生育力保护基本知识，提高全民生殖健康素养水平。只有个人拥有正确的婚育观念和丰富的健康知识储备，才可能拥有维护生育力的足够自觉与能力。

一　宣传法律法规政策，开展妇幼健康服务

妇女儿童健康是全民健康的基础，维护妇女儿童健康的法律法规和配套政策日趋完善。构建生育友好型社会环境，包括对生育补助、儿童教育补助、减轻家庭经济负担等全方位的生育支持体系，有益于保护人群生育力。

二　建立健康自律行为，倡导健康生活方式

有生育计划的夫妇应保证合理膳食、均衡营养；尽早戒烟戒酒；规律作息、避免熬夜；适量运动、保持适宜体重；减少不安全性行为和毒品危害；保持心情舒畅和心理健康，减少精神压力，必要时可寻求专业的心理咨询帮助。

三　加强青春期宣教，提升生殖健康水平

加强生理卫生和性教育知识宣传普及，及早发现发育异常疾病，建立生殖健康知识储备，提高青少年自我保护意识，避免无保护性行为，预防生殖道感染、性传播疾病和意外妊娠，提升青春期生殖健康水平。

四、做好科学备孕，维持良好孕育能力

宣传生殖健康知识，提升生殖保健意识和能力，倡导有计划的妊娠。向有生育计划的夫妇提供婚前医学检查、孕前优生健康检查、生育咨询等相关技术服务，做好科学备孕和生育风险防控的全面指导。向无生育计划的夫妇进行个体化避孕指导，避免意外妊娠和流产的发生，维持良好的孕育能力。

五、规范治疗疾病，重视生育力保护

患急性、慢性疾病的女性应选择正规医疗机构就诊，积极配合治疗，确保病情控制稳定后再妊娠。有生育需求的恶性肿瘤患者或可能影响生育力的良性疾病患者，在治疗前应与医生进行充分沟通，选择适宜的治疗方案以最大限度保留生育力。

（孙志明　庄咏梅）

参考文献

[1] 陈慧，程冉，许良智. 卵巢早衰与膳食营养相关研究 [J]. 四川大学学报（医学版），2017，48（4）：575-578.

[2] FAN Z, ZHANG X, SHANG Y, et al. Intestinal flora changes induced by a high fat diet promote activation of primordial follicles through macrophage infiltration and inflammatory factor secretion in mouse ovaries[J]. Int J Mol Sci, 2022, 23(9): 4797.

[3] 中国医药教育协会生殖内分泌专委会，郁琦，甄璟然. 生殖健康与补充多种微量营养素的中国专家共识 [J]. 中国实用妇科与产科杂志，2021，37（4）：4.

[4] HUHMANN K. Menses requires energy: a review of how disordered eating, excessive exercise, and high stress lead to menstrual irregularities[J]. Clin Ther, 2020, 42(3): 401-407.

[5] 雷园婷，马军，胡佩瑾，等. 2014 年中国西南地区 13 个少数民族学生首次遗精、月经初潮现况及其与营养状况关联的研究 [J]. 中华预防医学杂志，2019，53（5）：492-496.

[6] BARROS B S, KUSCHNIR M, BLOCH K V, et al. ERICA: age at menarche and its association with nutritional status[J]. J Pediatr (Rio J), 2019, 95(1): 106-111.

[7]   LIU M, CAO B, LUO Q, et al. The critical BMI hypothesis for puberty initiation and the gender prevalence difference: Evidence from an epidemiological survey in Beijing, China [J]. Front Endocrinol (Lausanne), 2022(13): 1009133.

[8]   CHEN C, ZHANG Y, SUN W, et al. Investigating the relationship between precocious puberty and obesity: a cross-sectional study in Shanghai, China[J]. BMJ Open, 2017, 7(4): e014004.

[9]   SAMANTA A, THAKUR J, GOSWAMI M. Menstrual characteristics and its association with socio-demographic factors and nutritional status: a study among the urban slum adolescent girls of West Bengal, India[J]. Anthropological Review, 2019, 82(2):105-124.

[10] CARWILE J L, WILLETT W C, SPIEGELMAN D, et al. Sugar-sweetened beverage consumption and age at menarche in a prospective study of US girls[J]. Hum Reprod, 2015, 30(3): 675-683.

[11] NGUYEN N, FAN H Y, TSAI M C, et al. Nutrient intake through childhood and early menarche onset in girls: systematic review and meta-analysis[J]. Nutrients, 2020, 12(9): 2544.

[12] FRISCH R E, MCARTHUR J W. Menstrual cycles: fatness as a determinant of minimum weight for height necessary for their maintenance or onset[J]. Science, 1974, 185(4155): 949-951.

[13] CUETO H T, RIIS A H, HATCH E E, et al. Folic acid supplementation and fecundability: a Danish prospective cohort study[J]. Eur J Clin Nutr, 2016, 70(1): 66-71.

[14] 孙云，董熙远，章汉旺. 复合维生素预防 IVF-ET 胎儿神经管缺损效果的临床分析 [J]. 中国妇幼保健，2013，28（7）：1199-1201.

[15] SCHWARZENBERG S J, GEORGIEFF M K. Advocacy for Improving Nutrition in the First 1 000 Days to Support Childhood Development and Adult Health[J]. Pediatrics, 2018, 141(2): e20173716.

[16] HOFFMAN D J, POWELL T L, BARRETT E S, et al. Developmental origins of metabolic diseases[J]. Physiol Rev, 2021, 101(3): 739-795.

[17] MEHRI K, KHOJASTEH S M B, MAHDI B K S, et al. Effect of troxerutin on apelin-13, apelin receptors (APJ), and ovarian histological changes in the offspring of high fat diet fed rats[J]. Iran J Basic Med Sci, 2019, 22(6): 637-642.

[18] HOWELL K R, POWELL T L. Effects of maternal obesity on placental function and fetal development[J]. Reproduction, 2017, 153(3): R97-R108.

[19] BJELLAND E K, GRAN J M, HOFVIND S, et al. The association of birthweight with age at natural menopause: a population study of women in Norway[J]. Int J Epidemiol, 2020, 49(2): 528-536.

[20] DITROIA S P, PERCHARDE M, GUERQUIN M J, et al. Maternal vitamin C regulates reprogramming of DNA methylation and germline development[J]. Nature, 2019, 573(7773): 271-275.

[21] CZEIZEL A, DUDÁS I, VERECZKEY A, et al. A Review of the Pivotal Studies Supporting the Use of Periconceptional Multivitamins in the Prevention of Congenital Abnormalities[J]. Nutrition, Fertility, and Human Reproductive Function, 2015(2015): 89-106.

[22] LI Y, TENG D, BA J, et al. Efficacy and Safety of Long-Term Universal Salt Iodization on Thyroid Disorders: Epidemiological Evidence from 31 Provinces of Mainland China[J]. Thyroid, 2020, 30(4): 568-579.

[23] 中国营养学会. 中国居民膳食指南（2022）[M]. 北京：人民卫生出版社，2022.

[24] Practice Committee of The American Society for Reproductive Medicine. Smoking and infertility: a committee opinion[J]. Fertil Steril, 2018, 110(4): 611-618.

[25] DE ANGELIS C, NARDONE A, GARIFALOS F, et al. Smoke, alcohol and drug addiction and female fertility[J]. Reprod Biol Endocrinol, 2020, 18(1): 21-47.

[26] YUAN S, LIU J, LARSSON S C. Smoking, alcohol and coffee consumption and pregnancy loss: a Mendelian randomization investigation[J]. Fertil Steril, 2021, 116(4): 1061-1067.

[27] SAPRA K J, BARR D B, MAISOG J M, et al. Time-to-Pregnancy Associated With Couples' Use of Tobacco Products[J]. Nicotine Tob Res, 2016, 18(11): 2154-2161.

[28] DI H K, GAN Y, LU K. et al. Maternal smoking status during pregnancy and low birth weight in offspring: systematic review and meta-analysis of 55 cohort studies published from 1986 to 2020[J]. World J Pediatr, 2022(18): 176-185.

[29] US Preventive Services Task Force. Interventions for Tobacco Smoking Cessation in Adults, Including Pregnant Persons US Preventive Services Task Force Recommendation Statement[J]. JAMA, 2021, 325(3): 265-279.

[30] FAN D, LIU L, XIA Q, et al. Female alcohol consumption and fecundability: a systematic review and dose-response meta-analysis[J]. Sci Rep, 2017, 7(1): 13815.

[31] HONG X, YIN J, WANG W, et al. The current situation and future directions for the study

on time-to-pregnancy: a scoping review[J]. Reprod Health, 2022, 19(1): 150.

[32] MIKKELSEN E M, RIIS A H, WISE L A, et al. Alcohol consumption and fecundability: prospective Danish cohort study[J]. BMJ, 2016(354): i4262.

[33] GBD 2016 Alcohol Collaborators. Alcohol use and burden for 195 countries and territories, 1990-2016: a systematic analysis for the Global Burden of Disease Study 2016[J]. Lancet, 2018, 392(10152): 1015-1035.

[34] MARINELLI S, NAPOLETANO G, STRACCAMORE M, et al. Female obesity and infertility: outcomes and regulatory guidance[J]. Acta Biomed, 2022, 93(4): e2022278.

[35] BALEN A H, ANDERSON R A, Policy & Practice Committee of The BFS. Impact of obesity on female reproductive health: British Fertility Society, Policy and Practice Guidelines[J]. Hum Fertil (Camb), 2007, 10(4): 195-206.

[36] CHUA S, PITTS M, LEMARK P. Association of Fecundity With Changes in Adult Female Weight[J]. Obstet Gynecol, 2016, 127(1): 161-162.

[37] 中国超重 / 肥胖不孕不育患者体质量管理路径与流程专家共识编写组. 中国超重 / 肥胖不孕不育患者体质量管理路径与流程专家共识. 中华生殖与避孕杂志，2020，40（12）: 965-971.

[38] SHEN C, FU W, FANG C, et al. The impact of weight loss for obese infertile women prior to in vitro fertilization: A retrospective cohort study[J]. Medicine (Baltimore), 2023, 102(10): e33009.

[39] BEST D, AVENELL A, BHATTACHARYA S. How effective are weight-loss interventions for improving fertility in women and men who are overweight or obese? A systematic review and meta-analysis of the evidence[J]. Hum Reprod Update, 2017, 23(6): 681-705.

[40] SAGI-DAIN L. Obesity in Pregnancy: ACOG Practice Bulletin, Number 230[J]. Obstet Gynecol, 2021, 137(6): e128-e144.

[41] Practice Committee of The American Society for Reproductive Medicine. Obesity and reproduction: a committee opinion[J]. Fertil Steril, 2015, 104(5): 1116-1126.

[42] GRODSTEIN F, GOLDMAN M B, RYAN L, et al. Relation of female infertility to consumption of caffeinated beverages[J]. Am J Epidemiol, 1993, 137(12): 1353-1360.

[43] BOLÚMAR F, OLSEN J, REBAGLIATO M. Caffeine intake and delayed conception: a European multicenter study on infertility and subfecundity. European Study Group on Infertility Subfecundity[J]. Am J Epidemiol, 1997, 145(4): 324-334.

[44] LYNGSØ J, RAMLAU-HANSEN C H, BAY B, et al. Association between coffee or

caffeine consumption and fecundity and fertility: a systematic review and dose-response meta-analysis[J]. Clin Epidemiol, 2017(9): 699-719.

[45] SOYLU L, JENSEN A, JUUL K E, et al. Coffee, tea and caffeine consumption and risk of primary infertility in women: a Danish cohort study[J]. Acta Obstetricia Et Gynecologica Scandinavica, 2018, 97(5): 570-576.

[46] BOEDT T, VANHOVE A C, VERCOE M A, et al. Preconception lifestyle advice for people with infertility[J]. Cochrane Database Syst Rev, 2021, 4(4): CD008189.

[47] MCKINNON C J, HATCH E E, ROTHMAN K J, et al. Body mass index, physical activity and fecundability in a North American preconception cohort study[J]. Fertility and Sterility, 2016, 106(2): 451-459.

[48] RAO M, ZENG Z, TANG L. Maternal physical activity before IVF/ICSI cycles improves clinical pregnancy rate and live birth rate: a systematic review and meta-analysis[J]. Reprod Biol Endocrinol, 2018, 16(1): 11.

[49] ACOG. Physical Activity and Exercise During Pregnancy and the Postpartum Period: ACOG Committee Opinion, Number 804 [J]. Obstet Gynecol, 2020, 135(4): e178-e188.

[50] PIERCY K L, TROIANO R P, BALLARD R M, et al. The Physical Activity Guidelines for Americans[J]. JAMA, 2018, 320(19): 2020-2028.

[51] World Health Organization. WHO Recommendations on Health Promotion Interventions for Maternal and Newborn Health[M]. Geneva: World Health Organization, 2015.

[52] PERALES M, ARTAL R, LUCIA A. Exercise During Pregnancy[J]. JAMA, 2017, 317(11): 1113-1114.

[53] 中华预防医学会心身健康学组，中国妇幼保健协会妇女心理保健技术学组. 孕产妇心理健康管理专家共识（2019 年）[J]. 中国妇幼健康研究，2019，30（7）：781-786.

[54] 武留信. 中国健康管理与健康产业发展报告（2022）[M]. 北京：社会科学文献出版社，2022.

[55] 陈敦金，余琳. 围孕健康促进 [M]. 北京：北京大学医学出版社，2022.

[56] 陈静，邹涛，赵丹青，等. 围产期精神障碍筛查与诊治专家共识 [J]. 中国全科医学，2023，26（28）：3463-3470.

[57] 中华医学会妇产科学分会产科学组. 围产期抑郁症筛查与诊治专家共识 [J]. 中华妇产科杂志，2021，56（8）：521-527.

[58] YANG K, WU J, CHEN X. Risk factors of perinatal depression in women: a systematic review and meta-analysis[J]. BMC Psychiatry, 2022, 22(1): 1-11.

[59] CAROPRESO L, DE AZEVEDO C T, ELTAYEBANI M, et al. Preeclampsia as a risk factor for postpartum depression and psychosis: a systematic review and meta-analysis[J]. Arch Womens Ment Health, 2020, 23(4): 493-505.

[60] 王文静，庄惠人，黄贤莉，等. 孕产妇围产期抑郁预防和管理的最佳证据总结 [J]. 上海护理，2023，23（8）：13-19.

[61] Registered Nurses' Association of Ontario. Assessment and interventions for perinatal depression (second edition)[EB/OL]. (2018-10-11)[2023-10-5]. https://mao.ca/bpg/guidelines/assessment-and-interventions-perinatal-depression.

[62] The American College of Obstetricians and Gynecologists Committee. The American College of Obstetricians and Gynecologists Committee Opinion No.630. Screening for perinatal depression [J]. Obstet Gynecol, 2015, 125(5): 126841271.

[63] US Preventive Services Task Force, DAVIDSON K W, BARRY M J, et al. Interventions to prevent perinatal depression: US Preventive Services Task Force recommendation statement[J]. JAMA, 2019, 321(6): 580-587.

[64] MOLENAAR N M, KAMPERMAN A M, BOYCE P, et al. Guidelines on treatment of perinatal depression with antidepressants: an international review[J]. Aust N Z J Psychiatry, 2018, 52(4): 320-327.

[65] MOTTOLA M F, DAVENPORT M H, RUCHAT S M, et al. 2019 Canadian guideline for physical activity throughout pregnaney[J]. Br J Sports Med, 2018, 52(21): 1339-1346.

[66] TRAYLOR C S, JOHNSON J D, KIMMEL M C, et al. Effects of psychological stress on adverse pregnaney outcomes and nonpharmacologic approaches for reduction: an expert re-view[J]. Am J Obstet Gynecol MFM, 2020, 2(4): 100229.

[67] DACHEW B A, AYANO G, BETTS K, et al. The impact of pre-pregnaney BMI on matemal depressive and anxiety symp-toms during pregnaney and the postpartum period: a systemat-ic review and meta-analysis[J]. J Affect Disord, 2021(281): 321-330.

[68] HOLTON S, FISHER J, NGUYEN H, et al. Prepregnaney body mass index and the risk of antepartum depression and anxiety[J]. Women Birth, 2019, 32(6): e508-e514.

[69] BALA R, SINGH V, RAJENDER S, et al. Environment, Lifestyle, and Female Infertility[J]. Reprod Sci, 2021, 28(3): 617-638.

55检